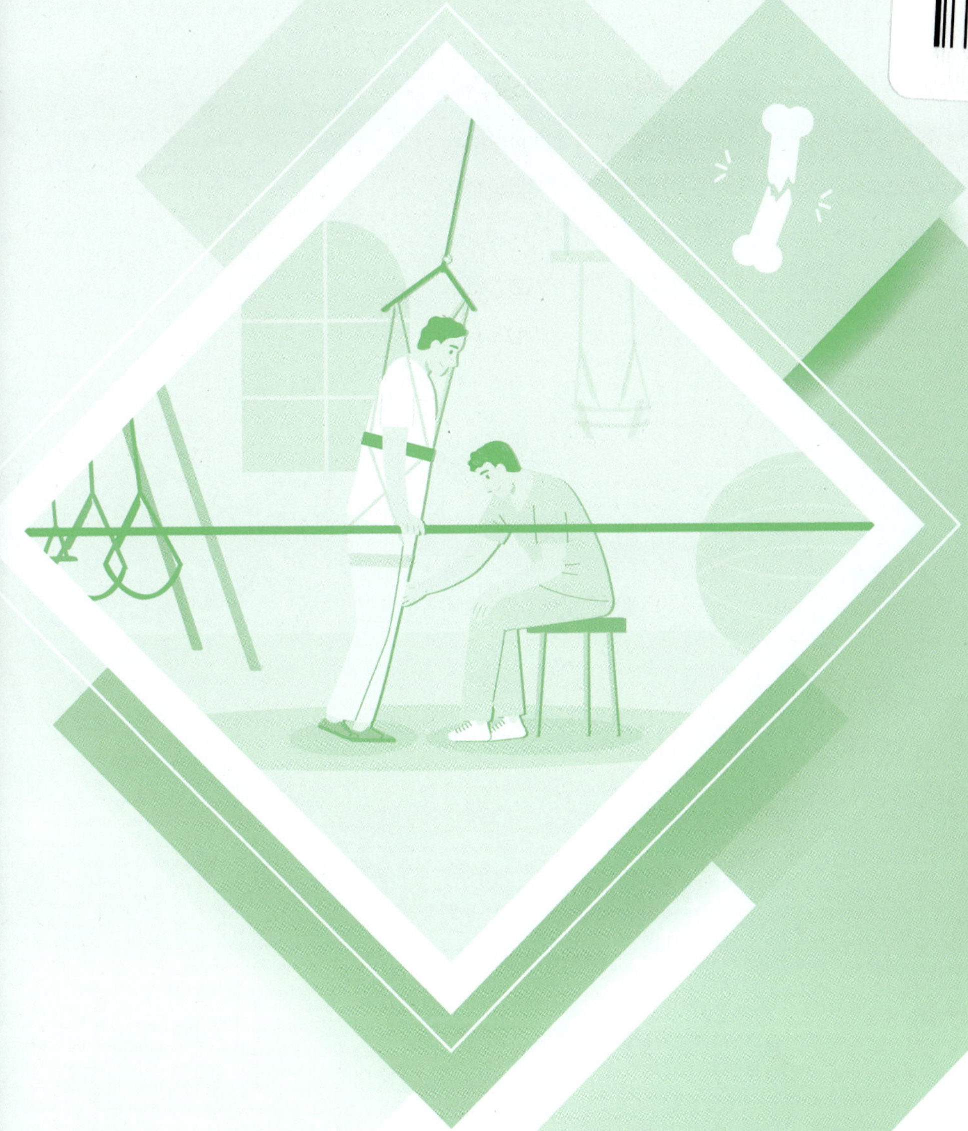

한 권으로 끝내는 물리치료 KPTLE

500題 실기·필기 핵심문제

학습한 이론을 통해 한 번 더 확인할 수 있도록
핵심문제들로만 구성!!

예당북s

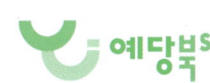

머리말

길고도 짧았던 학사생활 끝자락에서 국가고시를 남겨둔 여러분들께 진심으로 격려의 말씀을 드립니다. 빠르게 변화하는 세상에서, 각 분야에서 활약하는 선생님들 덕분에 물리 치료 이론과 임상적 접근법 또한 트렌드에 맞춰 발전하고 있습니다.

이러한 발전이 거듭될수록 좀 더 깊이 있고 새로운 지식을 전달해야겠다는 생각으로 이 책을 준비했습니다. 이 책은 최근 개정된 국가고시 출제 범위에 따라 범위에 해당되지 않는 문제를 개정하고 변화된 문제를 추가하였습니다. 문제를 풀어봄으로써 국가고시 문제에 대한 실전 감각을 충분히 익힐 수 있으리라 기대합니다.

집필진들이 작업을 준비하고 연구하는 과정에서 많은 도움을 주신 분들과 협조를 아끼지 않은 선생님들에게도 감사를 표합니다. 물리 치료를 전공한 전문 집필진들, 임상 현상의 지식을 모아주신 임상 물리치료사님들께 지면을 빌어 감사의 말씀을 전합니다. 물리치료사 국가고시를 준비하는 많은 수험생들이 참고하는 책을 만든다는 책임감으로 지혜를 모아주시고 물리 치료계의 발전에 작은 밑거름이 되길 바라는 마음으로 애써주셨습니다. 그리고 무엇보다 이 책을 사랑해 주실 많은 수험생 분들께 감사드립니다.

책 몇 권 속에 모든 지식을 담아낼 수는 없겠지만, 현 시대가 필요로 하는 물리치료사의 자격을 갖추는데 이 문제집이 도움이 되었으면 좋겠습니다. 반드시 할 수 있습니다. 언제나 응원하겠습니다.

집필진을 대표하여

001 위팔뼈에서 위팔두갈래근 긴갈래의 힘줄이 지나가는 장소는?

① 세모근거친면　　② 결절사이고랑
③ 노신경고랑　　　④ 큰결절
⑤ 작은결절

[위팔뼈]
- 위끝 끝은 위팔뼈 머리로 어깨뼈와 관절을 이룸
- 위팔뼈 머리 아래에 큰결절과 작은결절이 있음
- 큰결절 : 가시위근, 가시아래근, 작은원근의 닿는곳
- 작은결절 : 큰원근, 어깨밑근의 닿는곳
- 결절사이고랑 : 위팔두갈래근의 긴갈래가 지남

002 엉덩관절(hip joint)의 회전(rotation)이 있어서 기능이 다른 하나는?

① 넙다리근막긴장근(tensor fasciae late)
② 작은볼기근(gluteus mimimus m.)
③ 속폐쇄근(obturator internus m.)
④ 중간볼기근(gluteus medius m.)
⑤ 두덩근(pectineus m.)

나머지 근육들은 internal rotator인 데에 반해 obturator internus m.만 external rotator에 해당한다.

003 다음 중 후두덮개의 기초가 되는 주걱 모양의 탄력연골은?

① 쐐기연골　　　② 잔뿔연골
③ 후두덮개연골　④ 모뿔연골
⑤ 고리연골

[후두연골]
- 후두덮개연골(epiglottic) : 후두덮개의 기초가 되는 주걱 모양의 탄력연골

정답　001 ②　002 ③　003 ③

004

두덩정맥구멍(Saphenous opening)에서 주변 얕은근막(superficial fascia)에 모여있는 림프절은?

① 깊은고샅림프절(deep inguinal lymph node)
② 바깥엉덩림프절(external iliac lymph node)
③ 속엉덩림프절(internal iliac lymph node)
④ 얕은고샅림프절(superficial inguinal lymph node)
⑤ 오금림프절(popliteal lymph node)

얕은고샅림프절은 두덩정맥구멍 주변에 위치해서 허벅지, 다리의 안쪽면, 엉덩이, 항문, 바깥 생식기, 배꼽 아래 복벽의 림프액을 받는다.

005

뼈의 표면을 둘러싸고 있는 2겹의 섬유막으로 맞는 것은?

① 뼈막 ② 뼈끝
③ 치밀뼈 ④ 해면뼈
⑤ 골수공간

[뼈막]
- 뼈의 표면을 싸고 있는 질긴 2겹의 섬유막
- 뼈모세포와 혈관이 존재
- 뼈의 보호, 영양 공급, 골절 시 재생, 부피 성장 기능

006

관절각도계를 이용한 관절 운동 범위 측정 원리로 옳은 것은?

① 측정된 각도는 10° 단위로 기록
② 여러 검사자가 측정
③ 수동관절 운동 범위의 측정이 원칙
④ 일반적으로 관절각도계를 관절 안쪽에 배치
⑤ 신체 먼쪽 부분을 고정

① 관절 운동 범위 검사는 5° 단위
② 동일한 검사자가 측정
③ 원칙적으로 수동관절 운동 범위를 실시
④ 관절각도계를 관절 가쪽에 배치
⑤ 신체 몸쪽 부분을 고정

007

세포 내 소화작용을 담당하는 세포소기관으로 맞는 것은?

① 중심체 ② 미토콘드리아
③ 핵 ④ 리소좀
⑤ 리보솜

[리보솜]
- 단백질과 RNA로 구성
- 단백질 합성에 관여
- 세포질그물에 붙어서 과립세포질그물을 형성(단백질을 합성하여 세포 외부로 분비)
- 세포질 내에 부유하는 유리리보솜(단백질을 합성하여 세포 내부에서 이용)

정답 004 ④ 005 ① 006 ③ 007 ④

008 관자뼈의 비늘부에 대한 설명으로 맞지 않는 것은?

① 비늘봉합으로 마루뼈와 만난다.
② 광대뼈와 만나는 광대돌기를 형성한다.
③ 광대활을 형성한다.
④ 붓돌기가 있다.
⑤ 공기뼈와 턱관절을 형성한다.

[비늘부(인상부)]
• 비늘봉합으로 마루뼈와 만남
• 전방으로 얼굴의 광대뼈와 만나는 광대돌기 형성
• 광대활(뺨의 돌출부) 형성
• 광대돌기 아래면의 아래턱마루에서 아래턱뼈와 턱관절 형성

009 가로막에 대한 설명으로 맞지 않는 것은?

① 복식호흡을 주관
② 허리뼈 부분, 갈비뼈, 가슴뼈에서 이름
③ 중심건에서 닿는곳
④ 수축 시 날숨
⑤ 가슴안과 배안의 경계를 이룸

[가로막(횡격막)]
• 원개상의 근육으로 가슴안(흉강)과 배안(복강)의 경계
• 복식호흡을 주관
• 수축 시 들숨, 이완 시 날숨
• 이는곳 : 허리뼈 부분(요추부)(L1~4), 갈비뼈 부분(늑골부)(7~12), 가슴뼈 부분(검상돌기)
• 닿는곳 : 중심건

010 무릎관절염 환자의 심부 염증을 감소하기 위해 환부에 직접 약물을 침투시키는 방법은?

① 자외선 치료
② 기능적 전기 자극 치료
③ 고전압 맥동전류 치료
④ 레이저 치료
⑤ 초음파 영동 치료

[초음파 영동법]
• 초음파를 이용한 약물 이온 도입 방법
• 초음파의 기계적 효과가 클수록 수송 능력은 크다.
• 급성 손상일 때는 맥동초음파를 사용한다(연속초음파는 열을 발생시키기 때문에 급성기에 사용하지 않는다).
• 초음파 적용 시 변환기는 초 당 3~4cm 이동

정답 008 ④   009 ④   010 ⑤

011 다리의 관절에 대한 설명으로 옳은 것은?

① 엉덩관절(hip joint)은 넙다리뼈머리(femur head)와 볼기뼈(hip bone)의 폐쇄 구멍(obturator foramen) 사이에 이루어지는 윤활관절이다.
② 엉덩관절을 이루는 넙다리뼈머리인대(ligament of head of femur)는 엉덩관절의 과도한 젖힘(hyperextension)을 막아 준다.
③ 엉치엉덩관절(sacroiliac joint)은 여성 골반의 관절 중에서 산도를 넓히는 데 가장 중요한 관절이다.
④ 무릎의 관절주머니 바깥인대(extracapsular ligament) 중 하나로 반달(meniscus)이 있다.
⑤ 발목관절은 안쪽과 가쪽에 여러 인대들이 보강해주고 있는데, 가쪽에서는 세모인대(deltoid ligament), 안쪽에는 안쪽인대(medial ligament)가 그 예시이다.

① 엉덩관절(hip joint)은 넙다리뼈머리(femur head)와 볼기뼈(hip bone)의 반달면(lunate surface) 사이에 이루어지는 윤활관절이다.
② 엉덩관절을 이루는 궁둥넙다리인대(ischiofemoral ligament)는 엉덩관절의 과도한 젖힘(hyperextension)을 막아 준다.
③ 맞는 보기
④ 무릎의 관절주머니 속인대(intracapsular ligament) 중 하나로 반달(meniscus)이 있다.
⑤ 발목관절은 안쪽과 가쪽에 여러 인대들이 보강해주고 있는데, 가쪽에서는 가쪽인대(lateral ligament), 안쪽에는 안쪽인대(medial ligament)가 그 예시이다. 삼각인대(deltoid ligament)도 발목관절 안쪽에 존재한다.

012 뒤통수뼈에서 이는곳이며, 피부와 눈 주위 근육에 닿는 얼굴근육은?

① 눈둘레근　　② 머리덮개근
③ 입둘레근　　④ 볼근
⑤ 광대근

[머리덮개근 (두개표근)]
- 뒤통수뼈(후두골)에서 이는곳(기시)이며, 피부와 눈 주위 근육에 닿음
- 머리뼈(두개골) 윗부분을 덮고 있음
- 이마근(전두근)과 뒤통수(후두)근으로 구성
- 머리덮개근 건막에 의해 연결되어 머리뼈를 덮고 있음
- 수축 시 눈썹이 올라가고 이마의 피부에 가로주름이 생김
- 심한 근육 신장 시 두통 유발

정답　011 ③　012 ②

013 전극의 밀도와 관련된 설명 중 맞는 것은?

① 전류 밀도는 전극의 표면적에 비례한다.
② 두 전극이 멀수록 전류의 밀도가 증가하고, 가까우면 감소한다.
③ 전류 강도는 단면적에 반비례한다.
④ 두 전극을 멀리 했을 시 모서리 효과가 나타난다.
⑤ 전류 강도(= 단위 면적 당 전하의 수)는 전류 밀도의 제곱에 비례하고 단면적에 비례한다.

- 전류 밀도는 전극의 표면적에 반비례, 전류 강도의 제곱에 비례하기 때문에 전류 강도(= 단위 면적 당 전하의 수)는 전류 밀도의 제곱에 비례하고 단면적에 비례한다.
- 표면적에 반비례
- 멀면 감소하고 가까우면 증가
- 가깝게 배치했을 시 모서리 효과

014 위턱신경과 턱동맥이 분기하는 곳은?

① 아래코선반   ② 아래턱구멍
③ 볏돌기   ④ 날개입천장마루
⑤ 코중격

[날개입천장마루]
- 관자아래마루(측두하와)의 일부가 앞안쪽으로 들어가 이룬 좁은 틈새
- 위턱뼈(상악골), 나비뼈(접형골), 입천장뼈(구개골)
- 위턱신경과 턱동맥의 분기 장소

015 큰볼기근을 강화하는 자세에 해당하는 것은?

① 팔굽혀펴기   ② 교각 자세
③ 스쿼트 자세   ④ 펜싱 자세
⑤ 수정된 펜싱 자세

교각 자세는 큰볼기근을 강화하는 자세이다.

016 뼈관절염에 대한 설명으로 맞는 것은?

① 양쪽의 관절이 대칭적으로 발생한다.
② 손의 심한 변형을 동반한다.
③ 일반적으로 남자에서 많이 발생한다.
④ 주로 손의 작은 관절에서 발생한다.
⑤ 관절연골의 퇴행성 변화로 발생한다.

[개요]
- 주로 체중 부하 관절에서 발생
- 관절연골의 퇴행성 변화와 관절면의 과잉뼈 형성
- 무릎관절과 엉덩관절에서 호발
- 임상적으로 여자에서 호발

정답 013 ⑤ 014 ④ 015 ② 016 ⑤

017 H띠에 대한 설명으로 맞는 것은?

① Actin만 있어 상대적으로 밝게 보이는 부분
② Actin과 myosin이 겹쳐져 어둡게 보이는 부분
③ Z line의 양옆에 존재하는 어두운 부분
④ I band 중앙 부위의 어두운 선
⑤ 근육 수축 시 길이가 짧아지는 부분

[H zone]
- A band 중앙의 밝은 부분(미오신만 있음)
- I band, H zone, 근육원섬유마디 : 근육 수축 시 길이가 짧아짐

018 다음과 같은 특징을 가진 혈관이 관찰되는 곳은?

> 일반 모세혈관보다 지름이 크다.
> 내피세포 사이에 틈새가 있고, 틈새 아래쪽에 바닥판이 없다.
> 내피세포에 창가로막이 없는 다양한 크기의 창이 많이 있다.

① 근육   ② 심장
③ 콩팥   ④ 허파
⑤ 뇌하수체

- 문제에서 설명하고 있는 모세혈관은 굴모세혈관(sinusoidal capillary)이며, 굴모세혈관을 가지는 장기는 뇌하수체에 해당한다.
- 근육, 심장, 허파는 연속모세혈관(continuous capillary)으로 이루어져 있으며, 콩팥은 창모세혈관(fenestrated capillary)으로 이루어져 있다.

019 인체에서 가장 길고 얕은층에 있는 근육으로 엉덩관절과 무릎관절운동을 보조하는 근육은?

① 큰허리근   ② 넙다리빗근
③ 넙다리곧은근   ④ 안쪽넓은근
⑤ 가쪽넓은근

[넙다리빗근(봉공근)]
- 인체에서 가장 긴 근육

정답 017 ⑤   018 ⑤   019 ②

020 팔다리의 긴뼈에서 길이 성장이 일어나는 곳은?

① 관절연골(articular cartilage)
② 뼈몸통(diaphysis)
③ 뼈끝(epiphysis)
④ 뼈끝판(epiphyseal plate)
⑤ 뼈막(periosteum)

> 긴뼈의 길이 성장은 뼈끝과 이웃한 뼈끝판에 있는 연골세포의 증식에 의해 일어난다.

021 근형질세망에서 방출된 Ca^{2+}의 역할로 맞는 것은?

① 신경근 연접으로 Ach 분비
② Ach 확산
③ 근육속막 활동전압 유발
④ 근육속막 표면의 Na^+ 통로 개방
⑤ Troponin과 결합

> **[근육 수축기전]**
> • Ach가 근육속막(근초) 표면의 수용체와 결합
> • 근육속막 표면의 Na^+ 통로 개방, 활동전압 유발
> • 활동전압이 가로세관을 거쳐 세동이(삼조체)로 전도
> • 근형질세망의 Ca^{2+} 유리 촉진
> • Ca^{2+}가 troponin과 결합

022 사이뇌의 기능으로 맞는 것은?

① 생명 활동 반사의 중추
② 시각 반사의 중추
③ 사고의 중추
④ 자율신경계의 중추
⑤ 감각 연합의 중추

> **[뇌(barin)]**
> • 대뇌(cerebrum) : 사고의 중추, 감각 연합 중추
> • 사이뇌(diencephalon) : 자율신경계의 중추
> • 중간뇌(midbrain) : 시각 반사, 청각 반사의 중추
> • 다리뇌(pons) : 뇌 사이의 일부
> • 소뇌(cerebellum) : 평형 감각과 무의식적 운동 감각을 주관
> • 숨뇌(medulla oblongata) : 심장, 호흡, 재채기 등 생명 활동 반사의 중추

정답 020 ④   021 ⑤   022 ④

023 회로 1의 전류 강도를 고정한 상태에서 회로 2의 전류 강도를 일정한 범위 내에서 변화시켜 내적 정적 간섭계가 아래, 위로 돌릴 수 있도록 한 것으로 정적 간섭 패턴이 동적 간섭 패턴으로 바뀌어 자극 부위(치료 부위)가 넓어지는 것을 무엇이라고 하는가?

① 줄의 법칙
② 음의 효과
③ 길데마이스터 효과
④ 웨덴스키 억제
⑤ 스캐닝 효과

> 스캐닝 효과를 이용하면 정적 간섭 패턴이 동적 간섭 패턴으로 바뀌어 자극 부위(치료 부위)가 넓어짐

024 강직에 대한 설명으로 맞는 것은?

① ATP 고갈에 의해 나타나는 근육 수축 상태
② 연속된 반복 자극에 의해 지속된 수축 상태
③ 단일 자극에 의한 한번의 수축 상태
④ 여러 개의 운동 단위의 지속적 수축 상태
⑤ 활동전압 없이 발생하는 비가역적 근육 수축

> [강직]
> • 활동전압 없이 발생하는 비가역적 근육 수축

025 석고붕대 대신에 사용 가능한 보조기는?

① 과조절 팔꿈관절보조기
② 팔꿈 경성보조기
③ 팔꿈 고정보조기
④ 팔꿈 제어보조기
⑤ 네오프렌 팔꿈관절 슬리브

> 움직임 없이 고정을 해야 할 때 사용한다.

정답 023 ⑤ 024 ⑤ 025 ③

026 가중에 대한 설명으로 맞는 것은?

① 한 개의 뉴런이 다수의 뉴런과 접한다.
② 다수의 뉴런이 한 개의 뉴런과 접한다.
③ 흥분이 중첩되어 시냅스 뒤뉴런을 흥분시킨다.
④ 각각의 자극을 더한 것보다 큰 자극이 나타난다.
⑤ 시냅스 앞뉴런에서 전달된 흥분이 시냅스 뒤뉴런을 여러 차례 흥분시킨다.

027 다음 중 부정 융합에 대한 설명으로 맞는 것은?

① 골편의 상실이 원인
② 골절부 양단이 둥글고 진하게 되어 골절선이 선명하게 보임
③ 뼈융합 기전이 정지되어 발생
④ 해부학적으로 부정확한 위치에서의 뼈융합
⑤ 충분한 기간이 지났지만 뼈융합이 완성되지 않은 상태

028 탈신경근의 전기 자극 치료 목적으로 맞는 것은?

① 근육의 위축 방지 및 진행 속도 가속
② 단백질 성분의 증가 방지
③ 탈신경 동안 근육의 수축 감각 유지
④ 섬유증과 같은 조직 변화 증진
⑤ 근력의 유지

[시냅스 흥분 전도의 특성]
- 발산(divergence) : 한 개의 뉴런이 다수의 뉴런과 접함
- 수렴(convergence) : 다수의 뉴런이 한 개의 뉴런과 접함
- 가중(summation) : 흥분이 중첩되어 시냅스 뒤뉴런을 흥분
- 소통(facilitation) : 가중에 의한 효과가 각각의 자극을 더한 것 보다 크게 나타남
- 폐색(occlusion) : 가중에 의한 효과가 각각의 자극을 더한 것 보다 작게 나타남
- 후발사(after discharge) : 시냅스 앞뉴런에서 전달된 한번의 흥분이 시냅스 뒤뉴런을 여러 차례 흥분시킴

[부정 융합]
- 융합이 일어났지만 해부학적으로 비정상적인 위치에서 뼈융합이 일어난 상태

[탈신경의 전기 자극 목적]
- 근육의 위축 방지 및 진행 속도 지연
- 근육의 기능 유지(흥분성 유지)
- 근육의 수축과 이완을 통한 혈액 순환 증진
- 근육을 구성하고 있는 단백질 성분의 감소 방지
- 근육의 영양 공급 증진
- 탈신경 동안 근육의 수축 감각 유지
- 섬유증과 같은 조직 변화 방지
- 신경 재생이 진행되는 동안 환자의 정신적 안정 유지

정답 026 ③ 027 ④ 028 ③

029 Aδ섬유와 C섬유에 대한 설명으로 맞는 것은?

① Aδ섬유는 민말이집신경섬유이다.
② Aδ섬유는 작열통이다.
③ Aδ섬유의 전도 속도는 느리다.
④ C섬유는 적응 현상이 강하다.
⑤ C섬유의 활동 수준이 높으면 교양질 활동이 촉진되어 관문이 개방된다.

- Aδ섬유의 활동 수준이 높으면 관문을 폐쇄
- C섬유의 활동 수준이 높으면 관문이 개방
- 말이집신경섬유
- 통증은 찌르는 듯하다.
- 전도 속도는 빠름
- C섬유는 적응 현상이 느리다.

030 치료사의 양 손이 율동적인 방식으로 환자의 가슴벽을 번갈아 가며 두드리는 도수적 기법에 해당하는 것은?

① 마찰법
② 진동법
③ 경찰법
④ 타진법
⑤ 유날법

타진법은 치료사의 양 손이 율동적인 방식으로 환자의 가슴벽을 번갈아가며 두드리는 도수적 기법이다.

031 작은두렁정맥(small saphenous vein)이 종아리 뒤쪽에서 다리오금(popliteal fossa)으로 들어가 합쳐지는 깊은 정맥은?

① 뒤정강정맥(posterior tibial vein)
② 깊은넙다리정맥(deep femoral vein)
③ 종아리정맥(fibular vein)
④ 넙다리정맥(femoral vein)
⑤ 오금정맥(popliteal vein)

얕은 정맥인 작은두렁정맥은 오금정맥으로 합쳐지며, 큰두렁정맥은 넙다리정맥으로 합쳐진다.

정답 029 ⑤   030 ④   031 ⑤

032 변성 반응검사 시 부분변성일 때 나타나는 반응으로 맞는 것은?

① 감응전류로 검사 시 강축 크기 증가
② 단속평류 검사 시 완만한 수축
③ 반응의 질이 달라진다.
④ 예후가 매우 불량하다.
⑤ 손상 후 10일경부터 반응 변화가 나타난다.

①은 강축 크기 감소
③은 완전변성
④는 절대변성
⑤는 완전변성

033 어깨관절근육의 짝힘에 대한 설명으로 맞지 않는 것은?

① 등세모근 - 앞톱니근 협동근 : 어깨뼈 아래쪽돌림
② 등세모근 - 마름근 대항근 : 어깨뼈 위쪽돌림-아래쪽돌림
③ 위등세모근 - 아래등세모근 대항근 : 어깨뼈 올림-내림
④ 등세모근 - 앞톱니근 대항근 : 어깨뼈 벌림-모음
⑤ 등세모근 - 마름근 협동근 : 어깨뼈 모음

[짝힘(couple muscle)]
1) 등세모근-앞톱니근
   • 협동근 : 어깨뼈 위쪽돌림
     대항근 : 어깨뼈 벌림-모음
2) 등세모근-마름근
   • 협동근 : 어깨뼈 모음
     대항근 : 어깨뼈 위쪽돌림-아래쪽돌림
3) 위등세모근-하부
   • 협동근 : 어깨뼈 위쪽돌림
     대항근 : 어깨뼈 올림-내림

034 골절 치유 과정의 전신성 인자로 맞는 것은?

① 전위의 정도
② 고정의 정도
③ 뼈결손 정도
④ 혈액 질환과 만성 소모성 질환
⑤ 국소 감염

[골절 치유에 영향을 주는 인자]
• 전신성 인자 : 연령, 내분비샘의 활동, 전신 감염, 혈액 질환, 만성 소모성 질환, 신경마비
• 국소성 인자 : 전위의 정도, 골절선의 형태, 뼈결손의 정도, 고정의 정도

정답 032 ② 033 ① 034 ④

035 다음에서 설명하는 전극 배치 방법은 무엇인가?

> 크기가 작은 활성전극과 활성전극보다 큰 분산전극을 한 쌍으로 하여 배치하는 방법이다.
> 활성전극은 근육의 운동점, 분산전극은 같은 편 팔다리에 배치한다.
> 활성전극이 분산전극보다 크기가 작아 전류밀도가 높아서 치료 효과는 활성전극에서 나타난다.
> 단극 배치 방법은 각 근육의 운동점을 자극할 때 사용한다.

① 교차배치법　　② 단극배치법
③ 양극배치법　　④ 4극배치법
⑤ 6극배치법

[1극 배치법]
- 1극 배치 방법은 각 근육의 운동점을 자극할 때 사용
- 활성전극은 근육의 운동점, 분산전극은 같은 편 팔다리에 배치
- 활성전극이 분산전극보다 크기가 작아 전류밀도가 높아서 치료 효과는 활성전극에서 나타남

036 오목위팔관절대치술(TSR) 수술 후 최소 보호 단계로 맞는 것은?

① AAROM 운동
② 팔꿉관절이 굽힘된 상태에서 어깨관절근육에 대한 부드러운 근고정 운동을 실시
③ 인접 관절의 가동성 유지
④ 어깨관절근육에 저부하, 고반복의 점진 저항 운동을 실시
⑤ 봉 운동을 통해 어깨뼈의 운동과 어깨관절 안쪽돌림 운동을 실시

[최소 보호 단계, 기능적 활동으로의 회복 단계]
- 계속적으로 가동성을 증진시키기 : 끝 범위까지 치료사 보조 또는 자가 보조 신장을 실시
- 어깨관절근육에 저부하, 고반복의 점진 저항 운동을 실시

037 다음 전기 치료에서 전류 통전이 양극으로 율동적 증감이 나타날 때, 해당되는 것은?

① 역동파　　② 펄스파
③ 고전압맥동파　　④ 간섭파
⑤ 정현파

[간섭파]
율동적 증감이 나타나는 특징, 간섭파의 이러한 장점으로 인해 피부 저항이 낮고, 삼차원 입체동적으로 간접 치료를 할 수 있다.

정답　035 ②　036 ④　037 ④

038 약물들과 그 효과의 연결이 맞는 것은?

① Chloride⁻ : 발한 억제 효과
② Acetate⁻ : 부교감신경의 자극 효과
③ Cu⁺ : 혈관 확장
④ Histamine⁺ : 항진균 효과
⑤ Zn⁺ : 창상 부위에 수렴 효과

- Acetate⁻ : 근경축 완화 효과
- Cu⁺ : 항진균 효과
- Chloride⁻ : 흉터조직 및 유착조직의 신장력 증가
- Histamine⁺ : 혈관 확장
- Zn⁺ : 창상 부위에 수렴 효과

039 무릎-넙다리뼈 기능장애의 증상으로 맞지 않는 것은?

① 안쪽넓은근의 약화
② 무릎뼈의 가쪽활주의 감소
③ 과다 신장된 안쪽지대인대
④ 무릎뼈의 염발음
⑤ 장딴지근, 가자미근, 뒤넙다리근, 넙다리곧은근의 긴장

[무릎-넙다리뼈 기능장애의 증상]
- 약화, 억제 또는 안쪽넓은근(내측광근)의 약화 또는 수축 타이밍의 문제
- 과다 신장된 안쪽지대인대
- 가쪽지대인대, 엉덩정강인대(장경인대), 또는 무릎뼈(슬개골) 주변 근막 구조의 제한
- 무릎뼈의 내측 활주의 감소
- 장딴지근(비복근), 가자미근, 뒤넙다리근(슬괵근), 넙다리곧은근(대퇴직근)의 긴장
- 무릎뼈의 염발음, 부종

040 다음 중 가장 흔한 형태의 어깨관절 탈구는?

① 부리돌기 아래탈구
② 관절오목 밑탈구
③ 빗장뼈 아래탈구
④ 뒤쪽 탈구
⑤ 아래쪽 탈구

[부리돌기(오훼돌기 ; coracoid process) 아래탈구]
- 가장 흔한 형태의 어깨관절(견관절 ; shoulder joint) 탈구
- 위팔뼈머리(상완골두 ; humeral head)가 앞과 아래로 이동하면서 바깥돌림됨
- 어깨 부위가 편편해지고 봉우리(견봉 ; coracoid process)돌기의 돌출이 나타남
- 팔꿉관절(주관절)을 몸통(체간) 옆으로 가져올 수 없음
- 팔의 축이 수직하지 않고 경사짐

정답 038 ⑤   039 ②   040 ①

041 인체에 영향을 주는 전기 치료와 관련된 매개 변수들에 대한 설명 중 맞는 것은?

① 맥동간 간격이 감소되면 피로가 작아진다.
② 맥동전류에서의 극성 효과는 크다.
③ 주파수가 증가함에 따라 근반응은 최소가시 수축에서 강축으로 변한다.
④ 임피던스는 주파수가 감소하면 증가된다.
⑤ 자세근들은 약 75msec의 빠른 최소가시 수축 시간을 가지고 있기 때문에 초당 13~15회의 맥동에서 강축이 일어난다.

> 맥동전류에서의 극성 효과는 직류에서와 같이 크지 않다. 왜냐하면 전류가 흐르는 한 주기 동안, 직류에는 없는 짧은 맥동 내 간격과 맥동간 간격이 있어 위상과 위상 사이 혹은 맥동과 맥동 사이에서 조직이 화학적 효과를 중화시킬 수 있는 시간을 가질 수 있기 때문이다. 즉, 조직 내에 잔존 전하의 축적이 작아 화학적 효과가 감소된다.

042 다음 중 턱관절에 대한 설명으로 맞는 것은?

① 경첩관절이다.
② 아래턱뼈와 마루뼈로 이루어진 관절이다.
③ 뼈와 뼈 사이에 관절원반이 존재한다.
④ 관절 사이에 연골이 존재하는 연골성 관절이다.
⑤ 탈구가 거의 일어나지 않는 안정적인 관절이다.

> [턱(악)관절]
> • 구성뼈 : 아래턱뼈(하악골) 관절돌기, 관자뼈(측두골) 아래턱오목(하악와)
> • 두융기(과상)관절
> • 인대 발달이 미약하여 탈구가 자주 일어남
> • 보강 : 관절원반, 가쪽(외측)인대, 나비아래턱(접형하악)인대, 붓아래턱(경돌하악)인대

043 다음은 초음파의 무슨 효과에 대한 설명으로 맞는 것은?

> 세포구조물에 대한 소성 효과
> 열을 발생시키는 마찰 효과
> 진동 효과
> 세포 간 마사지 효과
> 특정 약물의 침투 효과 (초음파영동법)
> 공동의 생성 효과

① 신경조직에 대한 효과   ② 전기적 효과
③ 기계적 효과   ④ 화학적 효과
⑤ 약물에 대한 효과

> [기계적 작용에 의한 생물학적 효과]
> • 주어진 보기 외에 확산의 촉진 효과도 있음

정답 041 ③ 042 ③ 043 ③

044 다음 설명에 적합한 보조기는?

> 뒤지주가 없다.
> Lateral flexion 제한한다.
> 허리뼈의 젖힘을 제한하여 lodorsis 감소시킨다.

① Williams orthosis
② Plastic body jacket
③ Jewett
④ Knight-taylor
⑤ Chair back orthosis

[Williams orthosis]
- 골반대+가슴우리 밴드+측방지주+복대
- lateral flexion 제한
- flexion 허용
- 허리뼈(요추)의 젖힘을 제한하여 체강 내압 증가, 척추앞굽힘(전만) 감소시킴

045 넙다리뼈의 비틀림각에 대한 설명으로 맞는 것은?

① 넙다리뼈관절융기 세로축과 넙다리뼈목이 이루는 각이다.
② 정상 각도는 15°이다.
③ 앞비틀림은 비틀림각이 15° 이하이다.
④ 안짱다리는 뒷경사가 원인이다.
⑤ 뒤비틀림은 비틀림각이 15° 이상이다.

[넙다리의 비틀림각(torsion)]
- 넙다리뼈관절융기 가로축과 넙다리뼈목이 이루는 각(정상 15°)
- 앞비틀림(anteversion) : 비틀림각이 15° 이상, 안짱다리(in-toe-ing)
- 뒤비틀림(retroversion) : 비틀림각이 15° 이하, 팔자걸음(out-toe-ing)

046 다리에 절대로 체중부하를 주어서는 안 될 때 사용하는 보조기는?

① Patten bottom orthosis
② Quadrilateral socket
③ Gluteal extension (Butterflies)
④ Ischial ring or Thomas ring
⑤ Ring lock

[덧신 바닥보조기(patten bottom orthosis)]
- 다리에 절대로 체중부하를 주어서는 안 될 때 사용
- 양쪽 다리의 높이를 같게 해주어야 함, crutch를 사용해야만 함

정답 044 ① 045 ② 046 ①

047 등속성 수축의 설명으로 맞는 것은?

① 근육의 길이 변화가 없고, 관절의 움직임이 없는 정적인 수축
② 수축하는 동안 근육의 길이가 늘어나는 수축
③ 인체에서 분리된 근육의 수축이나 중력에 대항하여 수직 방향으로 부하를 들어 올리는 수축
④ 일정한 속도로 운동의 전 범위에 근육의 최대 장력 발생이 가능한 수축
⑤ 수축하는 동안 근육의 길이가 짧아지는 수축

[등속성 수축(isokinetic contraction)]
- 일정한 속도로 운동의 전 범위에 근육의 최대 장력 발생 가능

---

048 다음 설명에 적합한 것은?

> 가격이 싸고 가볍다.
> 소음이 적다.
> 조절하기가 쉽다.
> 보행 속도에 따라 변화를 줄 수 없다.

① Kick strap
② Hydraulic or pnumatic control knee
③ Constant friction device
④ Variable friction device
⑤ Extension lever

[무릎관절의 제어 (knee control)]
- 보행의 유각기 때 의지의 종아리 동작을 제어하기 위해
- 입각기 때 의지의 안정성을 주기 위해
- 지속성 마찰 장치(constant friction device) 또는 정마찰 장치 : 가격이 쌈, 가벼움, 소음이 적음, 조절하기 쉬움, 보행 속도에 따라 변화를 줄 수 없음
- 가변성 마찰 장치 (variable friction device) : 의지 무릎관절의 마찰 정도를 다변화 할 수 있음, 유각기 동안 브레이크 작용 변화 가능, 에너지 소모가 적게 됨, 소음이 많음, 유지비가 듦
- 유압 조절 무릎관절 : 주로 활동량이 많은 사람들에게 적합
- 공기압 조절 무릎관절 : 활동량이 적거나 중등도의 활동량을 가진 사람들에게 적당

---

049 물렁조직이 손상되었을 때, 적용할 수 있는 가장 적절한 운동은?

① 눈을 감고 운동하다가 눈을 뜨고 운동
② 빠른 운동에서 느린 운동으로 운동
③ 복잡한 운동에서 단순한 운동으로 운동
④ 넓은 운동 범위에서 좁은 운동 범위로 운동
⑤ 중력 제거 운동에서 중력을 받는 운동으로 훈련

①, ②, ④는 소뇌 손상 시 적용하는 운동(프렌켈 운동)

정답 047 ④ 048 ③ 049 ⑤

050 다음 중 보이타에 해당하는 것은?

① 핵심 부위 조절
② 콜리스 수평 현수
③ 핸들링
④ 타진
⑤ 카바트

이 외에도 견인 반응, 란다우 반응, 겨드랑이 걸치기 반응, 보이타 반응, 페이버-이스베르트 반응이 있다.

051 가슴 척수 손상(제1가슴척수절까지 기능 잔존)에서 넓은등근이 중요한 이유는 무엇인가?

① 어깨관절 폄에 관여해서
② 어깨관절 안쪽돌림에 관여해서
③ 호흡 운동에 관여해서
④ 몸통 폄에 관여해서
⑤ 골반 올림에 관여해서

[가슴 척수 손상]
- 하반신 마비(휠체어 및 좌식 생활) : 체위 변경이나 침대-휠체어의 이동이 중요
- 팔과 손의 기능 잔존으로 침대-휠체어 이동 가능
- 이때 필요한 동작 중 하나는 골반 올림(필요 근육 : 광배근)
- 광배근 action : 어깨관절 폄, 안쪽돌림(가슴 척수 손상에서는 골반 올림)
- ⑤ T1 척수까지 기능이 잔존할 경우 팔과 손의 기능 잔존

052 목뼈의 돌림이 가장 많이 일어나는 부위는 어디인가?

① 뒤통수~C1
② C1~C2
③ C3~C4
④ C5~C6
⑤ C6~C7

[목뼈]
- 고리뒤통수관절(환추후두관절 ; atlanto-occipital joint) : 융기관절, 머리 끄덕이는 운동
- 고리중쇠관절(환축관절 ; atlanto-axial joint) : 중쇠관절, 목뼈 부분 돌림 운동
- 목뼈관절(경추관절 ; cervical vertebral articulation) : 수평면에서 수평면과 이마면 사이 45° 각도로 변함

정답 050 ② 051 ⑤ 052 ②

053 뇌졸중 경련성 편마비 환자의 보행 특징으로 적절한 것은 어느 것인가?

① 팔자 보행
② 가속 보행
③ 종종걸음
④ 비손상측 입각기의 단축
⑤ 손상측 말발 안쪽 면에서의 접지

② 가속 보행은 파킨슨병 환자에게서 두드러지게 나타나는 특징이다.
③ 종종걸음 보행은 파킨슨병 환자에게서 나타나는 특징이다.
④ 편마비 환자의 경우 손상측 입각기가 단축된다.
⑤ 경련성 편마비 보행의 경우 초기 입각기에 발가락부터 보행하는 첨족 보행, 발가락 바깥쪽부터 닿는 내반첨족 보행이 많다.

054 다음 중 발의 가로발활에 관여하는 근육으로 맞는 것은?

① 긴엄지굽힘근
② 새끼벌림근
③ 엄지모음근
④ 발바닥네모근
⑤ 긴발가락굽힘근

[닫힌사슬운동에서 동적 근력]
- 뒤정강근, 긴종아리근 : 발바닥에 넓게 분포, 가로발활에 중요 작용, 중간발활 튼튼하게 함
- 긴엄지굽힘근, 엄지벌림근 : 안쪽 발활
- 새끼벌림근 : 가쪽발활
- 짧은발가락굽힘근, 발바닥네모근, 긴발가락굽힘근(장지굴근) : 중간발바닥 부위 (중간족척 부위), 중간발활(중족궁) 튼튼하게 유지
- 엄지모음근 : 가로발활

055 신경장애의 평가와 관련이 없는 것은 어느 것인가?

① 라세그 증후군(Lasegue's syndrome)
② 비버 징후(Beebor's sign)
③ 프로멘트 징후(Froment sign)
④ 충돌증후군(impingement syndrome)
⑤ 스파링 테스트(Sparing test)

[라세그 증후군(Lasegue's syndrome)]
Straight leg raise(SLR) 검사와 비슷하며, 좌골신경통을 검사하는 검사법

[비버 징후(Beebor's sign)]
복직근의 분절 지배의 완결성을 평가하기 위한 검사로 T10~12 사이의 척수나 신경 손상을 검사하는 검사법

[프로멘트 징후(Froment sign)]
엄지의 내전 및 손가락사이관절의 폄에 관여하는 손가락모음근과 뼈사이근에 분지하는 자신경을 검사하는 검사법

[스파링 테스트(Sparing test)]
SCI 손상 환자에게 sacral 부위의 감각을 검사하는 검사법

정답 053 ① 054 ③ 055 ④

056 마비 시 편평발을 유발할 수 있는 근육으로 맞는 것은?

① 긴종아리근　② 뒤정강근
③ 짧은종아리근　④ 앞정강근
⑤ 긴발가락폄근

[뒤정강근]
- 발목관절 안쪽굽힘, 발바닥쪽굽힘 보조
- 마비 시 편평발 변형
- 단축 시 안쪽말발

057 위상 기간에 대한 설명으로 맞는 것은?

① 강도와 기간은 서로 비례의 관계에 있다.
② 자극의 구별은 30~300μs 범위 내의 위상 기간이 효과적이다.
③ 환자의 안락함은 위상 기간이 짧으면 감소하고 위상 기간이 길어 지면 증가한다.
④ 위상 기간이 짧으면 짧을수록 감각, 운동, 통증 섬유들이 구별할 수 있는 선택의 폭이 커진다.
⑤ Aδ나 C섬유와 같이 직경이 작은 구심성 신경을 흥분시키기 위해서는 짧은 자극 시간이 필요하다.

강도와 기간은 서로 역비례의 관계에 있다. 치료에서 기대하는 생리적 반응을 일으키기 위해서는 위상 기간이 길면 강도를 낮게 하고, 위상 기간이 짧으면 강도를 높게 해야 한다.

058 맥동 SWD의 비열 효과에 관한 내용으로 가장 옳은 것은?

① 조직대사 감소　② 염증 감소
③ 섬유화 촉진　④ 막투과성 감소
⑤ 근경축 증가

단파 투열의 치료(SWD)적 효과

정답　056 ②　057 ④　058 ②

059 수중 치료 시 인체가 침수했을 때 나타나는 인체의 생리적 변화로 맞는 것은?

① 서맥은 고온일수록 반응이 촉진된다.
② 한냉침수 시 호흡은 빠르고 얕아진다.
③ 고온침수 시 혈압은 잠시 하강했다가 점차 상승한다.
④ 지속탕욕 침수 시 진정 효과가 있어서 정신과적 질환에 흔히 사용된다.
⑤ 미온욕 침수 시 진정 효과가 목적인 경우 기계적 자극을 수반한다.

[인체의 생리적 변화]
- 서맥 : 심장병 환자의 발작성 빈맥 치료에 이용되며, 저산소증을 방지함, 저온(냉수)일수록 반응이 촉진됨
- 고온침수 : 순환 및 대사 증진·심박수 증가, 혈압은 잠시 상승했다가 점차 하강, 호흡은 빠르고 얕아짐. 발한 증가, 통증 완화 및 근육 이완, 내장의 울혈 감소, 치료 중에 환자는 나른함을 느낌, 수온이 너무 높거나 장시간 적용 시 피로를 호소할 수 있음
- 한냉침수 : 호흡은 느리고 깊어짐, 시간이 지남에 따라 반응이 나타나 혈관 확장, 조홍 등의 보임, 해열 작용, 식욕 증진, 및 원기 회복, 면역력 강화, 너무 오래 적용하면 피부가 푸르게 됨
- 지속탕욕 : 진정 효과, 흥분과 운동 활동 감소시켜 잠을 유도, 근육 경축과 인대성 강직의 이완 유도, 뇌혈관의 혈액량 감소시켜 뇌울혈을 없앤다. 심장 활동은 강화되고 맥박은 느려진다. 열 발생 기전을 쉬게 하여 열 생산을 줄인다. 피부 냉각, 불감 발한 억제, 요의 양은 증가되나, 산도는 감소, 부력으로 압박 부위에 대한 중량 감소, 청결 유지, 순환 작용 증가
- 미온욕 : 기계적 자극은 수반되지 않는다(특히 진정 효과가 목적인 경우).

060 적외선에서의 홍반 형성에 관한 설명으로 맞는 것은?

① 적외선에 노출된 몇 시간 후에 나타난다.
② 밝은 붉은색으로 출현된다.
③ 색소가 얼룩무늬로 침착된다.
④ 지속 시간은 몇 시간에서 며칠 동안 지속된다.
⑤ 경계가 뚜렷하게 보인다.

광선	적외선	자외선
홍반	• 형성 시기 : 즉시 출현 • 출현 상태 : 어두운 붉은색, 점과 그물 모양 • 지속 시간 : 한 시간 이내	• 형성 시간 : 잠복기 지난 몇 시간 이후 출현 • 출현 상태 : 밝은 붉은색, 분명한 경계가 있음 • 지속 시간 : 몇 시간~며칠
색소 침착	얼룩	균일한 그을음
내성	경우에 따라 발달	일정하게 증가

정답 059 ④ 060 ③

061 임신 시 임신 유지와 관련해 중요한 기능을 하는 호르몬으로 맞는 것은?

① Renin
② Progesterone
③ Estrogen
④ PTH
⑤ Glucagon

[분비호르몬]
- Progesterone : 착상, 임신 유지, 배란 억제
- Estrogen : 여성 생식기 발육, 성주기 유지, 배란 촉진

062 포트 골절 시에 사용되는 진단 평가는?

① 클레이거 검사
② 메조뇌브 검사
③ 쇼베르 검사
④ 시네 검사
⑤ 드레이어 징후 검사

- 포트 골절 검사 – 클레이거 검사
- 콜레스 골절 검사 – 메조뇌브 검사
- 강직성 척추염 – 쇼베르 검사
- 넙다리뼈목 골절 – 시네 검사
- 무릎뼈 골절 – 드레이어 징후 검사

063 부분침수욕에 관한 설명으로 맞는 것은?

① 상지욕은 혈관 확장으로 통증 감소와 근육 강직의 완화를 가져온다.
② 한냉족욕은 경련성 근육의 이완, 통증의 감소를 가져온다.
③ 고온족욕은 반사적 혈관 운동에 의해 뇌와 골반 그리고 허파기관의 울혈 경감을 가져온다.
④ 고온좌욕은 심장의 흡인 작용이 증가한다.
⑤ 한냉반신욕은 침수된 부위에서의 열손실이 방해되어 체온이 상승한다.

[부분침수욕]
- 한냉족욕 : 반사적 혈관 운동 반응에 의해 뇌와 골반 그리고 허파기관의 울혈 경감, 고온욕보다 효과가 더 지속적
- 고온족욕 : 피부의 충혈과 국소 순환 증진, 골반기관, 뇌·팔의 울혈 감소, 경련성 근육의 이완, 통증의 감소
- 고온좌욕 : 골반과 배의 순환 증진, 침수된 부위의 근육 이완, 강력한 진통 효과, 내중으로부터 혈액을 유도하고 문정맥계로부터 혈액을 유출
- 한냉좌욕 : 소염 효과, 진정 효과, 연동 작용 증진, 골반 순환의 증진과 골반 장기의 평활근의 긴장력 증진
- 고온반신욕 : 다리의 말초순환장애, 발한 작용의 증진, 침수된 부위에서의 열 손실이 방해되어 체온 상승
- 한냉반신욕 : 자극 효과, 혈관의 수축, 심장 흡인 작용 증가, 유출 액체의 과도한 흐름

정답 061 ② 062 ① 063 ①

064 다음 설명에 해당하는 검사로 옳은 것은?

> 숫자를 불러주며 따라 말하게 하고, 다시 거꾸로 세도록 지시한다.
> 경험이나 자극에 대해 일정 시간 집중할 수 있는 정신 기능을 말한다.
> 특정 단어를 말해준 후 거꾸로 말하도록 지시한다.

① 지남력　　② 계산력
③ 주의력　　④ 순발력
⑤ 판단력

① 지남력 : 현재 자신이 놓여 있는 상황을 올바르게 인식하는 능력
② 계산력 : 수를 헤아려 셈하는 능력
③ 주의력
  - 기억의 범위를 측정하는 검사
  - 각성, 선택성, 지속적 노력, 유연성과 정신적 흐름에 지속적으로 연관
④ 순발력 : 어떤 상황에 직면했을 때 빠르고 적절하게 대응하는 능력
⑤ 판단력 : 사물을 올바르게 인식, 평가하는 사고의 능력

065 다음 중 피부의 감각수용기에 대한 설명 중 맞는 것은?

① 체표에는 냉각수용기가 온각수용기보다 적다.
② 체간의 안쪽이 가쪽에 비해 열에 둔감하다.
③ 체간이 체지보다 열에 둔감하다.
④ 인체 표면의 압각수용기는 통각감수기보다 적다.
⑤ 체표 온도와 내부 온도는 동일하다.

- 냉각수용기가 온각수용기보다 많고, 온각수용기와 냉각수용기 모두 얼굴과 손등에 많이 분포한다.
- 체간의 가쪽이 안쪽에 비해 열에 둔감하고, 체간이 체지보다 열에 민감하다.
- 인체 표면의 압각수용기는 통각감수기 보다 적고, 체표 온도와 내부 온도는 다르다.

066 생후 11개월의 유아에게 보이는 반사는 무엇인가?

① 대칭성 긴장성 목 반사(Symmetric tonic neck reflex, STNR)
② 비대칭성 긴장성 목 반사(Asymmetric tonic neck reflex, ATNR)
③ 바빈스키 반사(Babinski reflex)
④ 손바닥 집기 반사(Palmar grasp reflex)
⑤ 모로 반사(Moro reflex)

- 바빈스키 반사 : 생후 8~12개월 이후에 사라짐
- 대칭성 긴장성 목 반사 : 생후 10~11개월에 통합
- 비대칭성 긴장성 목 반사 : 생후 6개월에 통합
- 손바닥 집기 반사 : 생후 5~6개월에 통합
- 모로 반사 : 생후 2~4개월에 통합

정답　064 ③　065 ④　066 ③

067 근력증진법으로 적절한 것은 어느 것인가?

① 증진법에는 과부하의 원칙이 적용된다.
② 비대는 적근섬유에서 일어나기 쉽다.
③ 근력 증진 훈련 초기의 근력 증가는 근비대에 의해 일어난다.
④ 편심성 수축은 증진 효과가 작다.
⑤ 각속도의 빠른 등속 운동은 증강 효과가 크다.

② 근비대는 백근섬유에서 일어나기 쉽다.
③ 근력 증가는 초과 회복 현상에 의해 나타난다.
④ 편심성 수축은 증진 효과가 크다 (Concentric<Isometric<Eccentric).
⑤ 느린 각속도에서는 근력과 근지구력, 빠른 각속도에서는 순발력을 기를 수 있다.

068 빠른 솔질로 근복이 지속적인 압력을 가할 때 얻을 수 있는 효과로 맞는 것은?

① 근육의 이완
② 운동성 촉진
③ 안정성 촉진
④ 부교감신경계 반응을 유도
⑤ 경련성 근육의 억제

[안정성 촉진]
• 근육의 수축이 일정 시간 지속되도록 촉진
• 빠른 솔질로 근복에 대한 지속적인 압력을 가함

069 ADL의 평가로 옳은 것은 어느 것인가?

① 바델 척도(Barthel index)는 4단계로 평가한다.
② 기능적 독립성 측정(Functional independence measure, FIM)은 5단계로 평가한다.
③ 캐츠 척도(Kats index)는 5단계로 평가한다.
④ 케니 신변 처리 평가(Kenny Self-care evaluation)는 3단계로 평가한다.
⑤ 로톤 척도(Lawton scale)는 6단계로 평가한다.

[바델 지수]
• Activities of daily living(ADL)과 관련된 총 10가지 영역에 대하여 5점 척도로 평가

[캐츠 척도]
• ADL과 관련된 6가지 영역에 대하여 평가

[케니 신변 처리 평가]
• 병원에 입원한 노인 환자에 대해 6가지 영역, 17개의 항목으로 평가

[로톤 척도]
• IADL을 평가하는 척도로 8개의 영역을 평가

② 기능적 독립성 측정(Functional intdependence measure, FIM)은 5단계로 평가한다.

정답 067 ① 068 ③ 069 ②

070 뇌성마비 환자의 특징으로 적절한 조합은 무엇인가?

① 경직형(spasticity) – 안쪽말발(clubfoot)
② 무정위형(athetoid) – 새우등 자세(round back)
③ 강직형(rigidity) – 자세 시 진동
④ 이완형(flaccid) – 활울림긴장(opistnotonus)
⑤ 실조형(ataxic) – 트렌델렌부르크(Trendelenburg) 보행

[무정위형]
- 근긴장도가 계속적으로 변하는 특징을 가지고 있어 불수의적인 움직임이 나타나고, 지렁이가 꿈틀거리는 움직임을 보여준다. 근긴장도의 이상으로 얼굴을 찡그리고, 침흘림, 연하장애 등이 나타나며, 모음근 경축이 나타난다.

[강직형]
- 모든 유형 중 가장 높은 근긴장도를 가지고 있고, cogwheel, leadpipe rigidity가 나타난다.

[이완형]
- 발생 초기에 긴장도가 거의 없는 형태가 일시적으로 나타나는 유형으로 바로 누운 자세에서 개구리 자세가 나타난다.

[실조형]
- 경직형과 무정위형이 동반된 형태로 협응이 떨어지는 유형이다. 술 취한 듯한 보행을 하며, 목적 있는 동작 시 떨림이 증가한다.

071 정상 보행 시 흔듦기 상 전반에 활동이 현저한 근육은 어느 것인가?

① 큰볼기근
② 넙다리네갈래근
③ 넙다리뒤근
④ 앞정강근
⑤ 장딴지근

[흔듦기]
- 발끌림 방지를 위한 앞정강근, 긴발가락폄근 활성화(발목의 발등 굽힘 유발)

[큰볼기근]
- 말기 흔듦기 마지막부터 지지기의 초반

[넙다리네갈래근]
- 말기 흔듦기부터 지지기의 초반, 두발 지지기와 흔듦기 초반

[넙다리뒤근]
- 말기 흔듦기부터 지지기의 초반

[장딴지근]
- 한발 지지기

정답 070 ① 071 ④

072 다리의지 착용 후 가장 먼저 해야 할 연습 훈련은?

① 의자에서 일어나기 훈련
② 균형 훈련과 체중 이동 훈련
③ 계단 오르내리기 훈련
④ 의자에 앉고 서기
⑤ 바닥에 앉고 일어서기

[의지 착용 후 균형 연습]
- 체중부하와 밸런스
- 체중부하 : 왼/오른쪽으로
- 체중 이동 : 체중을 앞으로 뒤로 쏠리게 함
- 다리를 앞뒤로 흔듦
- 다리를 왼/오른쪽(모음·벌림)으로 흔듦
- 뒤꿈치를 축으로 하여 발가락으로 안·밖으로 돌리기
- 발가락을 축으로 하여 뒤꿈치를 안·밖으로 돌리기

073 경직형 양하지 마비(spasticity diplegia) 소아의 지그재그 보행을 개선하기 위해 수의 운동을 촉통해야 하는 근육은 어느 것인가?

① 중간볼기근
② 넙다리근막긴장근
③ 큰모음근
④ 넙다리뒤근
⑤ 종아리세갈래근

[CP spastic diplegia]
- 보행의 중앙선으로 다리를 교차시켜 걸음
- 모음근, 발바닥굽힘근 경직
- 발가락 보행
- 지그재그 보행
- 보행 시 벌림을 유도하여 주는 중간볼기근 강화
- 모음근 뻗침

074 옆굽음증의 운동 요법으로 적절한 것은 어느 것인가?

① 옆굽음 체조
② 몸통의 돌림 운동은 척추의 돌림 변형을 조장한다.
③ 보조기 장착 기간 중에는 보조기를 분리하고 체조를 한다.
④ 비대칭적 운동은 옆굽음 측의 근의 신장을 목적으로 진행된다.
⑤ 허리뼈의 앞굽음 교정을 위해 복근 운동을 한다.

[옆굽음증]
- 목뼈와 허리뼈의 앞굽음, 등뼈와 엉치뼈의 뒷굽음의 형태이다.

[보조기 착용 목적]
- 척추의 성장을 허용하면서 만곡을 교정하고, 환자의 성장이 완료될 때까지 교정을 유지하여 만곡의 진행을 막아 주는 것으로 치료 시 보조기를 항시 착용한다.

[비대칭적 운동]
- 옆굽음의 반대측 근의 신장을 목적으로 진행한다.

정답 072 ② 073 ① 074 ⑤

075 McMurray 검사 중 정강뼈를 안쪽돌림시키면서 무릎을 폄하는 것은 무엇을 알아보기 위한 것인가?

① 안쪽반달판막
② 가쪽곁인대
③ 가쪽반달판막
④ 안쪽곁인대
⑤ 십자인대

[McMurray검사 (반달판막검사)]
- 바로 누운 자세, 무릎 완전굽힘 → 정강뼈를 바깥돌림(안쪽돌림)시키면서 무릎 폄
- 양성 : 안쪽(가쪽) 반달판막 손상, 통증, 딸깍하는 소리

---

076 어깨관절의 돌림과 벌림을 제한하고, 벌림 60~120°에서 통증을 유발하는 질환으로 맞는 것은?

① 위팔뼈 가쪽위관절융기과염
② 급성 가시위근힘줄 염증
③ 만성 가시위근힘줄 염증
④ 유착성 관절주머니염
⑤ 가시위근 파열

[가시위근힘줄 염증(극상근건염, 급성)]
- 어깨봉우리(견봉 ; acromion) 아래 점액주머니에 석회화 물질이 유입, 석회화
- 무리한 어깨관절(견관절 ; shoulder joint) 사용으로 발생
- 주로 25~45세의 젊은 층에서 호발
- 무리한 어깨관절 사용 시 심한 통증
- 돌림과 벌림의 제한(굽힘, 폄 제한 없음)
- 벌림 60~120°범위에서 통증호 발생
- 수동 벌림 시 어깨봉우리 아래 통증 발생

---

077 다음 중 길이-장력 관계가 다른 것은?

① 엎드려 누운 자세에서 무릎관절 굽힘 제한 시 넙다리네갈래근
② 손목관절 굽힘 상태에서 손가락관절 굽힘 제한 시 긴발가락굽힘근
③ 바로 누운 자세에서 무릎 폄 후 엉덩관절 굽힘 제한 시 뒤넙다리근
④ 무릎을 폄한 상태에서 발의 발등 굽힘 제한 시 장딴지근
⑤ 팔꿈관절 폄 상태에서 어깨관절 폄 제한 시 위팔두갈래근

[능동 불충분]
- 근육의 이는곳과 닿는곳이 서로 가까워져서 더 이상 짧아질 수 없는 상태

[수동 불충분]
- 근육의 이는곳과 닿는곳이 너무 과도하게 멀어져서 더 이상 늘어날 수 없는 상태

＊손목관절 굽힘 상태에서 손가락관절 굽힘 제한 시 긴발가락굽힘근의 능동 불충분/나머지는 수동 불충분

정답 075 ③ 076 ② 077 ②

078 발꿈치 닿기 후 골반과 몸통을 뒤로 젖히고 걷는 보행은 어떤 근육이 약한 경우인가?

① 엉덩관절폄근　② 무릎관절폄근
③ 척추세움근　　④ 엉덩관절굽힘근
⑤ 무릎관절굽힘근

[엉덩관절폄근 보행 (gluteus maximus gait)]
- 큰볼기근 약화
- 발꿈치 닿기 후 골반과 몸통을 뒤로 젖히고 걸음

079 전기 자극으로 올바른 것은 어느 것인가?

① 주파수가 높으면 근육 피로가 발생하게 된다.
② 파형의 기울기가 급할수록 적용 범위는 높아진다.
③ 맥박의 간격이 넓을수록 투치는 높아진다.
④ 자극 부위의 저항이 작으면 열이 발생하기 쉽다.
⑤ 전류 밀도는 전극 면적에 비례한다.

② 파형의 기울기가 급할수록 적용 범위는 낮아진다.
③ 맥박의 간격이 넓을수록 투치는 낮아진다.
④ 자극 부위의 저항이 클수록 열이 발생하기 쉽다(건조한 피부＞습한 피부).
⑤ 전류 밀도는 전류 강도의 제곱에 비례하고, 전류 면적이 반비례한다.

080 넙적다리 몸쪽 부분 골절 수술 후 최소 보호기의 운동으로 맞는 것은?

① 저강도 등척성 운동
② 능동 발목관절 펌핑 운동
③ 양측 닫힌 사슬 능동 운동 실시
③ AAROM 실시
⑤ 팔과 힘줄측 다리의 근력 개선

[중등도와 최소 보호기의 운동]
- 짧아진 근육의 유연성 증가
- 부분 체중 부하 훈련
- 양측 닫힌 사슬 능동 운동 실시
- 자전거 또는 트레드밀 보행으로 심폐지구력 증가

정답　078 ①　079 ①　080 ③

081 허리뼈 앞굽음증의 발생 요인으로 맞는 것은?

① 엉덩허리근 신장
② 엉덩관절폄근의 단축
③ 구부정한 자세의 지속
④ 임신
⑤ 배곧은근의 신장

[허리뼈 앞굽음증의 원인]
- 근육의 불균형(엉덩관절굽힘근과 허리뼈 폄근의 단축, 엉덩관절폄근(신전근)과 배근의 신장과 약화)
- 비만
- 임신

082 손에 혈액 공급이 제대로 되는지 알아보기 위해서는 무슨 검사를 해야 하는가?

① Adson검사   ② Phalen검사
③ Tinel검사   ④ Fromnet검사
⑤ Allen검사

[Allen검사 (동맥의 혈액 공급 여부)]
- 손을 쥐고 펴고 반복 후 쥔 상태로 마침 → 노·자 (요골·척골) 동맥 압박 → 손을 폄 → 한 동맥씩 이완하고 흐름 관찰
- 양성 : 손을 펼 때 손이 하얗거나 창백

083 Airplane splint에 대한 설명으로 맞는 것은?

① 어깨관절의 abductor contracture을 방지한다.
② 어깨관절과 아래팔을 받쳐준다.
③ 어깨관절 수술 후 일정 기간 자유로운 상태를 유지시키기 위하여 사용한다.
④ Shoulder abduction stabilizer orthosis, dynamic shoulder abduction splint이라고도 한다.
⑤ C5 손상 환자에게 적용한다.

[Airplane splint]
=shoulderabduction stabilizer orthosis
=airplane splint, static abduction splint

- 팔을 약 90° 벌리고 팔꿈관절도 약 90°에서 고정
- 어깨관절의 abductor contracture 방지
- 어깨관절과 위팔을 받쳐 줌
- 어깨 위에 있는 근육의 긴장을 풀어 줌
- 수술 후 일정 기간 동안 고정 상태 유지시키기 위해 사용
- 위팔온신경얼기(상완신경총 ; brachial plexus) 손상 후 치료 목적으로 사용
- 겨드랑 화상 환자 사용

정답 081 ④ 082 ⑤ 083 ①

084 한냉 완전침수욕 적용 시 나타나는 효과로 맞는 것은?

① 해열 작용
② 내부 온도 증가
③ 신진대사 저하
④ 피부 혈관 수축
⑤ 질병에 대한 저항력 감소

[한냉의 국소적 효과]
- 심박수는 처음에는 한냉수에 의한 충격에 의해 급격히 사라지다가 서서히 늦어지며, 장시간 하면 감소됨, 호흡은 초기 충격 상태가 지나면 느려지면서 서서히 깊어짐, 피부 혈관의 확장, 조홍이 나타나며, 피부는 부드럽고 유연해짐, 반응 효과에 의해 피부 온도가 상승됨으로 인해 내부 온도는 저하되고 발한이 증가됨
- 식욕이나 신진대사, 혈압 등 증가, 해열 작용, 질병에 대한 인체의 저항력을 증가시킴

085 인체의 경혈을 자극하는 저주파 치료기는?

① 이온도입법
② 고전압맥동전류치료기
③ 간섭전류치료기
④ 초음파치료기
⑤ 은침점 전기자극치료기

은침형 전극 자극 시 선택 가능한 치료점은 동양의학적 경락과 경혈

086 능동보조관절 가동 범위 운동에 대한 설명으로 맞는 것은?

① 근력 증진의 목적으로 적용
② 작용근(주동근)이 완전한 움직임을 수행하기 어려울 때 적용
③ 유착된 조직의 가동 범위 증진을 위해 사용
④ 근력이 최소 F 등급 이상일 때 적용 가능
⑤ 외부에 힘에 의해 이루어지는 신체 분절의 가동 운동

작용근이 완전한 움직임을 수행하기에 충분하지 않을 때 기계적이거나 도수 등과 같이 외부적 힘을 이용하여 보조되는 능동 운동 형태의 이용

정답 084 ① 085 ⑤ 086 ②

087 Daniels의 도수 근력 검사(Manual muscle test, MMT)에서 옳은 것은 어느 것인가?

① 5단계 순서로 판정하는 척도이다.
② 안면근육은 4단계로 기능을 평가한다.
③ 근력 2(poor)는 억제(브레이크) 테스트를 한다.
④ 근력 4(Good) 이상은 신뢰성이 높다.
⑤ 경축근(spasm)에 대해서도 적용할 수 있다.

[MMT]
- 총 6단계로 판정(안면근육은 4단계)
- 2grade는 중력을 제외한 자세로 실시
- 3grade는 중력을 향하여 움직이게 실시
- 신뢰성 높음
- 경축근(spasm)에는 적용 불가

088 3개월 된 아이가 엎드린 자세에서 눈을 가리고 들어 올릴 때 고개를 가누지 못했다. 이 검사에 대한 설명으로 맞는 것은?

① 시각정위 반사이다.
② 뇌줄기 수준의 반사이다.
③ 평생 지속되는 반사이다.
④ 생후 1~2개월 이후 음성 반응이 나타나야 한다.
⑤ 이 아이는 반사 발달이 정상적이다.

[머리에 작용하는 미로정위 반사]
- 아이를 엎드린 자세에서 눈을 가리고 들어 올릴 때 얼굴을 수직으로 유지하고, 입은 수평을 유지(양성)하거나 고개를 잘 가누지 못함(음성)
- 양성 반응이 생후 1~2개월에 나타나 평생 지속되며, 생후 2개월 이후 음성 반응의 지속은 반사 성숙의 지연을 의미

089 다음에서 설명하는 피부 유형은?

> 지나친 일광욕
> 피부 기름샘의 기능 감소
> 보습 능력 감소

① 지성 피부   ② 중성 피부
③ 건성 피부   ④ 복합성 피부
⑤ 아토피 피부

[건성 피부]
- 피부에 수분이 적어 건조한 피부
- 피부 기름샘의 기능 감소
- 보습 능력 감소

정답 087 ② 088 ③ 089 ③

090 정상 발달 중인 생후 7개월 된 유아에게 보이는 반사 및 반응으로 옳은 것은 어느 것인가?

① 대칭성 긴장 목 반사(STNR)
② 모로 반사
③ 손바닥 집기 반사
④ 낙하산 반응
⑤ 호핑 반사

① 대칭성 긴장 목 반사 : 6개월 이후 소실
② 모로 반사 : 4~5개월 이후 소실
③ 손바닥 집기 반사 : 4~6개월 이후 소실
④ 낙하산 반응 : 9개월 이후 평생 지속
⑤ 호핑 반사 : 15~18개월 이후 평생 지속

091 RA의 염증기의 관리 방법으로 맞지 않는 것은?

① AROM 운동을 실시한다.
② 수영과 자전거 타기와 같은 낮은 부하의 컨디셔닝 운동을 적용한다.
③ 피로를 느끼면 안정을 취한다.
④ 뼈나 관절에 과도한 스트레스를 주지 않도록 주의한다.
⑤ 관절의 팽윤이 있을 때는 신장 기법을 적용하지 않아야 한다.

[활동성 염증기]
• 약물을 통한 부종과 통증 조절이 된다면 AROM 운동을 실시
• 뼈나 관절에 과도한 스트레스를 주지 않도록 주의
• 환자가 피로를 느끼면 스트레스를 최소화하기 위해 안정을 취함
• 관절의 팽윤이 있을 때는 신장 기법을 적용하지 않아야 함

092 He-Ne 레이저에 대한 설명으로 옳은 것은?

① 고체 레이저
② 빛을 내며 발진
③ 청색과 녹색의 가시광선 영역으로 출력
④ 최대의 연속 발진 레이저
⑤ 통증 조절에 사용하는 기체 레이저

① 루비 레이저
② 반도체 레이저
③, ④ 아르곤 레이저

정답 090 ①   091 ②   092 ⑤

093 덴버 발달 선별 검사에서 늦게 획득하는 것은 어느 것인가?

① 2개의 블록을 쌓는다.
② 위를 향하여 공을 던진다.
③ 계단을 오른다.
④ 세발자전거를 탄다.
⑤ 외발뛰기를 한다.

[덴버 발달 선별 검사]
- Fine motor : 눈-손 협응, 작은 물체 움직이기
- Problem solving language : 듣기, 말하기, 이해하기
- Gross motor : 앉기, 걷기, 점프하기
- 쉬운 동작부터 어려운 동작 순으로 획득하여 점프하기가 가장 늦게 획득

094 DOMS에 대한 설명으로 맞는 것은?

① 신장 운동 이후에 발생하는 통증
② 저항 운동 직후에 발생
③ 운동 후 12시간 내에 최대로 도달
④ 통증의 강도는 발생과 동시에 점점 약해짐
⑤ 원심성 운동에 의해 많이 발생

[DOMS]
- 통증이 저항 훈련 후 12~24시간 내에 발생
- 원심성 운동에 의해 많이 발생함
- DOMS에 의한 통증은 점점 심해져 운동 후 24~48시간 내에 최대로 도달

095 유산소 훈련에 따른 신체의 변화로 맞는 것은?

① 운동을 시작하기 전부터 호흡이 변하기 시작한다.
② 분당 환기량은 호흡 횟수가 증가함에 따라 감소한다.
③ 정맥혈의 pH가 증가한다.
④ 동맥혈의 산소해리도가 감소한다.
⑤ 정맥혈의 이산화탄소 농도가 감소한다.

[호흡계의 반응]
- 운동을 시작하기 전부터 호흡이 변하기 시작
- 가스 교환은 첫 번째 또는 두 번째 호흡에 의해 폐포의 모세혈관막을 통해 증가
- 다양한 요소들이 호흡기계를 자극
- 분당 환기량은 호흡 횟수와 폐활량이 증가함에 따라 증가
- 폐포환기는 강한 운동에 필요한 산소를 공급하고 과도하게 생성된 이산화탄소를 배출하기 위해 증가

정답 093 ⑤   094 ⑤   095 ①

096 섭식·연하장애에 대한 대응으로 올바른 것은 어느 것인가?

① 머리-목 부위 폄 자세는 인두 연하를 개선한다.
② 목 부위 회선에는 음식덩어리가 회선측의 인두를 통과한다.
③ 구강기장애는 고점도의 음식을 이용한다.
④ 젤리는 인두 잔류가 적다.
⑤ 따뜻한 물을 사용한다.

[섭식·연하장애에 대한 대응]
- 인두 연하의 반사 지연에는 턱을 당김(chin in)
- 목을 환측으로 돌리거나 정상측으로 기울이면 음식물이 정상측으로 수월하게 이동
- 연하 반사가 지연된 환자의 경우 점도가 높은 음식 섭취
- 삼킴 반사가 지연되었을 경우 차갑거나 신맛이 나는 막대기를 전구개궁 근처에 갖다 대고 5번 정도 문지른 후 삼킴

097 폐쇄공포증이 있는 50대 여자가 엘리베이터에 탑승한 후 폐쇄공포증 증상과 함께 과다한 호흡이 발생하였다. 이 환자의 증상으로 옳은 것은?

① 협심증
② 심근경색
③ 과호흡증후군
④ 고혈압
⑤ 저혈압

과호흡증후군은 과다한 호흡으로 인해 나타나는 증상이다.

098 등급 Ⅱ의 지속적인 신연을 적용한 환자의 통증이 감소했다면 다음 날 신장 기법을 진전하기 위해 그 환자에게 적용할 수 있는 치료 등급에 대한 설명으로 맞는 것은?

① 운동의 진폭을 등급 Ⅰ로 낮춤
② 관절놀기를 증가시키기 위해 등급 Ⅱ를 적용
③ 관절놀기를 유지하기 위해 등급 Ⅲ을 적용
④ ROM 끝 범위에서 등급 Ⅲ의 지속적 신연을 적용
⑤ 관절의 반응을 알아보기 위해 등급 Ⅱ의 지속적인 신연을 적용

[치료의 시작과 진전]
- 통증의 감소 혹은 관절놀기 증가 모두 초기 치료는 동일하게 적용, 치료의 목적은 치료를 시작하기 전에 관절의 반응을 알아내는 것임, 환자는 이완 자세를 취하게 하고, 등급 Ⅱ의 지속적인 신연을 관절면에 적용
- 치료 다음 날 환자의 관절 반응을 평가하거나 환자로부터 이야기를 들음, 만약 통증이 증가하거나 예민해 지면 운동의 진폭을 등급 Ⅰ로 낮춤, 만약 관절 반응이 똑같거나 좋아졌다면 같은 등급을 적용 (목적이 관절놀기를 유지시키는 것이라면)하거나 등급 Ⅲ의 지속적인 견인이나 활주를 적용 (목적이 관절놀기를 증가시키는 것이라면)
- 신장 기법을 진전하기 위해서는 뼈를 ROM의 끝까지 움직인 후 등급 Ⅲ의 지속적인 신연이나 활주 기법을 적용

정답 096 ④ 097 ③ 098 ④

099 다음 중 교대욕으로 기대되는 효과로 관계가 가장 높은 것은?

① 진정과 진통 효과
② 괴사조직 제거
③ 혈관운동성 증가
④ 경련 감소
⑤ 유착 감소

[돌림욕의 효과]
• 진정과 진통 효과, 괴사조직 제거, 경련 감소, 유착 감소

100 피트니스의 척도로 오랜 시간 작업할 수 있는 능력을 의미하는 것은?

① 적응
② 훈련
③ 탈컨디셔닝
④ 지구력
⑤ 최대 산소섭취량

[지구력 (endurance)]
• 피트니스의 척도
• 오랜 시간 작업할 수 있는 능력
• 피로를 견뎌내는 능력
• 근지구력과 심혈관계의 지구력이 포함

101 어깨관절의 특수검사의 연결로 맞지 않는 것은?

① Yergason검사 - 위팔세갈래근 긴갈래
② Adson검사 - 가슴우리 출구증후군
③ Apprehension검사 - 앞쪽 탈구
④ Neer검사 - 위팔두갈래근 긴갈래 충돌
⑤ Drop Arm검사 - 돌림근띠 열상

[Yergason검사(위팔두갈래근 긴갈래 힘줄(장두건)의 구내에 있는지 유무)]
• 팔꿈관절 90°굽힘 자세, 팔을 바깥돌림하면서 동시에 팔꿈관절 아래로 당김
• 양성 : 통증

102 물리적 인자 치료에서 강제대류에 의한 열 전달 방식을 사용하는 기기는?

① 증기욕
② 압주욕
③ 터키욕
④ 완전 침수욕
⑤ 파라핀욕

• 강제대류에 의한 열 전달 방식은 증기욕의 특징이다.
• 압주욕은 국소 부위의 직접적인 수 치료이며, 터키욕은 일반대류욕, 파라핀은 전도열에 해당한다.

정답 099 ③ 100 ④ 101 ① 102 ①

103 열 에너지의 전달 방식에 대한 내용으로 맞는 것은?

① 복사는 높은 곳에서 낮은 곳으로 열이 이동한다.
② 대류는 주로 고체와 액체에서 일어나는 열 이동 방식이다.
③ 와류욕은 전도열을 이용한 물리치료법이다.
④ 전도는 열을 내는 에너지는 아니지만 변환되면서 열을 발생시키는 현상이다.
⑤ 전환은 액체가 기체로 변화하는 현상이다.

[열 에너지 전달 방식]
- 전도 : 서로 접촉되어 있는 물체 사이 분자 운동에 의한 열의 이동 현상(열 : 높은 곳 → 낮은 곳)
- 열전도율 : 어떤 물질의 길이 1m, 단면적 1m²일 때 온도차 1k에서 1초 동안에 전도되는 열량
- 대류 : 액체·기체의 밀도차에 의한 열 전달
- 복사 : 열이 물질과 관계없이 공간을 통하여 직접 전파
- 증발 : 액체가 기체로 변화하는 현상
- 전환 : 원래는 열을 내는 에너지는 아니나 변환되어 열을 발생

104 다음 중 어깨관절 전방 탈구가 잘 일어나는 자세로 맞는 것은?

① 벌림, 바깥돌림   ② 벌림, 안쪽돌림
③ 모음, 안쪽돌림   ④ 모음, 바깥돌림
⑤ 벌림, 굽힘

[어깨관절 전방 탈구]
- 어깨관절이 벌림, 바깥돌림 상태에서 흔히 일어남

105 물질의 기본 구조와 결합에 대한 설명 중 맞는 것은?

① 원자핵은 원자의 중심에 자리 잡고 있으며, 중성자로 이루어져 있다.
② 중성자는 전하를 가지고 있지 않기 때문에 전리 작용이 거의 없고 물질 속을 잘 통과한다.
③ 양성자의 수는 항상 원자핵 주위를 도는 전자의 수와 같다.
④ 동위원소는 화학적인 방법에 의해서 분리한다.
⑤ 전자는 전기량을 가지고 있지만, 서로 다른 무게의 질량을 가지고 있는 소립자이다.

- 동위원소는 원래의 원소와 화학적 성질은 같고 물리적 성질이 다르기 때문에 화학적인 방법으로는 분리되지 않으므로 물리적인 방법에 의해서 분리한다.
- 양성자와 중성자로 이루어져 있음
- 특별한 경우를 제외하고는 원자핵 주위를 도는 전자의 수와 같음
- 일정한 무게의 질량도 가지고 있는 소립자임

정답 103 ③ 104 ① 105 ②

106 선천성 엉덩관절 탈구에 대한 설명으로 맞는 것은?

① 유전적 성향이 없다.
② 넙다리뼈머리가 절구에서 선천적으로 탈구된다.
③ 선천적 기형에 의해서만 나타난다.
④ 양측성이 편측성 보다 흔하다.
⑤ 남자에서 흔하게 발생한다.

[선천성 엉덩관절 탈구]
- 한쪽 또는 양쪽 넙다리뼈머리(대퇴골두 ; femoral head)가 부분적으로 또는 전체적으로 절구에서 선천적으로 탈구
- 여자에서 흔하게 발생
- 편측성이 양측성 보다 많고 왼쪽 엉덩관절에서 흔함
- 정확한 원인은 불명
- 유전적 성향
- 출생 전 절구의 발달 결함

107 어깨관절의 움직임을 허용하여 이차적으로 발생될 수 있는 근력 약화나 관절 구축을 방지하는 보조기는?

① Static abduction splint
② Multiple strap sling
③ Figure of eight clavicular strap
④ Scapular fixation orthosis
⑤ Dynamic shoulder abduction splint

[Dynamic shoulder abduction splint]
- 어깨관절의 안쪽돌림, 가쪽돌림, 수평벌림, 수평모음 허용
- 손상 부위 이외의 움직임을 허용하여 이차적으로 발생될 수 있는 근력 약화나 관절 구축을 방지

108 엉덩관절 90° 이상에서 굽힘에 작용하는 근육은 무엇인가?

① 엉덩허리근   ② 넙다리곧은근
③ 넙다리빗근   ④ 넙다리근막긴장근
⑤ 배근

[엉덩허리근]
- 90° 이상에서의 굽힘에 작용

109 건선, 백반증에 사용하는 물리 치료 중재의 가장 큰 효과는?

① 열 효과   ② 이온 효과
③ 홍반 효과   ④ 강장 효과
⑤ 광화학 효과

건선, 백반증에는 PUVA 광선 치료를 사용하는데, 이는 광화학 효과이다.

정답 106 ② 107 ⑤ 108 ① 109 ⑤

110 밀폐된 용기 안에 들어 있는 액체의 어느 한 부분에 압력을 가하면 이 압력은 동일한 크기로 액체의 각 부분에 전달된다는 이론으로 맞는 것은?

① 파스칼의 원리
② 아르키메데스의 원리
③ 연속의 정리
④ 스토오크스의 정리
⑤ 사이펀의 원리

[파스칼(Pascal)의 원리]
밀폐된 용기 안에 들어 있는 액체의 어느 한 부분에 압력을 가하면 이 압력은 동일한 크기로 액체의 각 부분에 전달된다는 원리

[아르키메데스(Archimedes)의 원리]
유체 속에 일부 혹은 전부가 잠긴 물체는 유체 속에 잠긴 물체와 같은 부피의 유체 무게 만큼의 부력을 받는다는 원리

[연속의 정리]
액체가 관을 흐를 때 관의 굵은 부분에서는 유속이 느리고, 가는 부분에서는 유속이 빨리 가기 때문에 최종의 흐르는 양은 동일하게 됨

[스토오크스(Stokes)의 정리]
유체 속을 움직이는 물체가 받는 저항은 물체의 속력에 비례

[사이펀의 원리]
호스 중간에 어느 정도 높이까지 올라가더라도 호스 이쪽 끝이 수면보다 아래에 있을 때 호스를 통해서 물이 계속 나오는 것

111 Mobile arm support에 대한 설명으로 맞는 것은?

① Forearm cuff라고도 한다.
② 적어도 2시간 이상 휠체어에 앉아 있어야 한다.
③ 몸통의 균형감이 안정되어야 한다.
④ Rotator cuff 병변에 사용한다.
⑤ 조작할 수 있는 최대한의 힘이 요구된다.

[Mobile arm support = feeder ball bearing forearm orthosis(BFO) balanced forearm orthosis(BFO)]
• 휠체어, 골반 벨트에 고정(어깨관절 45°, 팔꿈관절 90°)
• 손을 필요한 공간에 놓을 수 있도록 도와주어 팔을 기능적으로 사용하도록 도움
• 적어도 1시간 이상 휠체어에 앉아 있어야 함
• 몸통의 균형감이 안정되어야 함 (잘 되지 않을 시 코르셋이나 좌석 벨트 착용)
• 조작할 수 있는 최소한의 힘 요구

정답 110 ① 111 ③

112 Naffziger 검사에 대한 설명으로 맞는 것은?

① 바로 누운 상태에서 목정맥을 10초간 누른 후 기침한다.
② 숨을 크게 마시고 배에 힘을 준다.
③ 검사 시 아무런 변화가 없다면 경막 압박을 의미한다.
④ 척수를 신장시켜 통증을 재현하는 방법이다.
⑤ 관절 징후 검사의 한 가지 방법이다.

[Naffziger 검사]
- 바로 누운 자세에서 목정맥을 10초간 가볍게 압박 후 기침
- 통증의 재현은 경막 압박을 의미
- 경막 징후 검사

113 새끼의 벌림 시 협동근으로 작용하는 근육은 무엇인가?

① 자쪽손목굽힘근 ② 자쪽손목폄근
③ 긴엄지벌림근   ④ 짧은엄지벌림근
⑤ 새끼맞섬근

[새끼벌림]
- 자쪽손목굽힘근(척측수근굴근) [고정근] : 콩알뼈(두상골) 고정
- 긴엄지벌림근(협동근) : 자쪽손목굽힘근(척측수근굴근)의 손목관절 자쪽굽힘 방지

114 빠른 솔질로 근복이 지속적인 압력을 가할 때 얻을 수 있는 효과로 맞는 것은?

① 근육의 이완   ② 운동성 촉진
③ 안정성 촉진   ④ 부교감신경계 반응을 유도
⑤ 경련성 근육의 억제

[안정성 촉진]
- 근육의 수축이 일정 시간 지속되도록 촉진
- 빠른 솔질로 근복에 대한 지속적인 압력을 가함

115 호흡곤란 증상이 있는 만성 폐쇄성 폐질환 환자에게 유용한 호흡법으로 가장 적절한 것은?

① 추를 이용한 가로막호흡법
② 가로막호흡법
③ 폐활량 촉진호흡법
④ 오므린입술호흡법
⑤ 혀인두호흡법

[오므린입술호흡법]
- 호흡곤란 증상 발현과 관계하는 만성 폐쇄성 폐질환(COPD) 환자에게 유용
- 호흡률을 감소시키고, 1회 호흡용적을 증가시키며, 운동 내성을 향상

정답 112 ① 113 ③ 114 ③ 115 ④

116 ST 분절 상승, 비정상적인 Q파가 나타나는 심폐 질환은?

① 심방조동
② 심방세동
③ 심근경색
④ 심근허혈
⑤ 폐공기증

심근경색은 ST 분절이 상승하며, 비정상적인 Q파가 나타난다.

117 다음 중 대조욕의 주된 효과로 맞는 것은?

① 팔다리의 혈액 순환 감소
② 심장 흡인 작용 증가
③ 다리의 말초순환장애
④ 연동 작용 증진
⑤ 혈관의 능동적인 이완과 수축

[대조욕의 효과]
- 주된 효과는 혈관의 능동적인 이완과 수축
- 팔다리에서의 활발한 혈액 순환 증진
- 침수하지 않은 다른 부위에 대한 반사적 반응 효과

118 신경근 전기 자극(저주파 치료)의 주의 사항으로 옳은 것은 어느 것인가?

① 전극하의 피부 저항을 높게 한다.
② 단극성 자극은 운동점에 양극을 둔다.
③ 환자의 신체에 접지 전극을 붙인다.
④ 전극 쌍은 근섬유의 주행에 수직으로 배치한다.
⑤ 정전류에서는 전극의 접촉 불량 화상의 위험이 있다.

[저주파]
- 종류 : 감응전류, 정현파 전류, 단속 평류전류
- 정의 : 화학적 부작용을 방지하고 역학적 효과로 치료하는 파형
- 신경 지배가 정상일 때 목적
  - 정상적인 근육의 활동과 관계있는 물리적, 화학적 현상의 재현
  - 근육의 생리적 활동 회복의 촉진
  - 유착 형성의 예방
  - 비정상적인 근경련의 감소
  - 부종의 감소
  - 근재교육
- 변성근일 때 목적
  - 근위축 예방이나 진행 속도 낮추기 위함
  - 근수축과 이완에 의한 혈액 순환 증진
  - 신장성 감소의 방지

정답 116 ③ 117 ⑤ 118 ⑤

119 통제된 범위를 지속적으로 움직이는 관절의 수동 운동 장치는?

① 에르고미터(ergometer)
② 트레이드밀(treadmill)
③ 봉 운동(wand exercise)
④ 두상활차(overhead pulley)
⑤ 지속적 수동 운동 장치(CPM)

[CPM (continous passive motion)]
- 지속적 수동 운동 장치
- 통제된 관절 가동 범위를 통해 천천히 지속적으로 관절을 움직이는 기계 장치

120 근육위축성 가쪽경화증과 진행성 근육위축증의 공통점으로 맞지 않는 것은?

① 아래운동신경세포 질환이다.
② 증상은 손에서부터 나타난다.
③ 반사에 이상이 온다.
④ 척수앞뿔의 세포 변성이 추체로를 통하여 위로 번진다.
⑤ 정확한 원인은 알 수 없다.

[근육위축성 가쪽경화증]
- 진행성 근육위축증의 한 유형
- 변성의 시작이 추체로, 척수앞뿔과 신경뿌리로 하행
- 정확한 원인은 불명
- 25~50세 사이에서 호발
- 남녀의 발생 비율은 비슷함

121 다음 중 무릎뼈의 가쪽 이동을 방지하는 근육으로 맞는 것은?

① 넙다리곧은근 ② 가쪽넓은근
③ 안쪽넓은근   ④ 중간넓은근
⑤ 반힘줄근

[안쪽넓은근]
- 무릎관절 폄, 무릎뼈 가쪽 이동 방지

122 물리 치료의 초기 평가 시 목적으로 가장 옳은 것은?

① 치료 시작에 앞서 환자의 질병이나 장애의 정도를 파악하기 위해서이다.
② 현재의 치료나 훈련 계획의 변경에 대한 필요성을 위해서이다.
③ 퇴원 결정의 최종 자료를 쓰기 위해서이다.
④ 회복 과정을 파악하기 위해서이다.
⑤ 장래 치료 속행의 필요성 유무를 위해서이다.

- 초기 평가 : 치료 시작 전
- 중간 평가 : 치료 중 회복 과정 파악 및 훈련에 대한 계획 변경
- 최종 평가 : 퇴원 결정의 최종 자료

정답 119 ⑤ 120 ④ 121 ③ 122 ①

123 Retention button이 유용하게 사용되는 경우는?

① 고령의 환자일 경우
② 소아일 경우
③ 다리마비 환자일 경우
④ 양 손을 사용하지 못하는 환자일 경우
⑤ 한 손을 사용할 수 있는 환자일 경우

[Retention button]
- 양 손을 모두 사용하지 못하는 경우 유용
- 주로 가쪽지지대에 부착

124 관절치환술을 한 환자에게 수중 치료를 적용할 수 있는 운동 프로그램은?

① 깊은 물(deep water)
② 중간 수준(middle level to shallow level)
③ Bad-Ragaz 기술
④ 유산소 운동
⑤ 낮은 강도의 유산소 운동

- 중간 수준은 부력을 이용한 치료이므로 관절치환술을 한 환자에게 적합

125 신체 측정 시 잘못된 것은 어느 것인가?

① 위팔 길이는 어깨뼈봉우리에서 노뼈붓돌기까지의 길이를 측정한다.
② 위팔 둘레는 팔의 중앙에서 측정한다.
③ 다리의 실제 길이는 위앞엉덩뼈가시에서 안쪽복사뼈까지의 길이를 측정한다.
④ 엉덩관절의 높이는 양측 위앞엉덩뼈가시의 높이 차이를 비교한다.
⑤ 측정의 기본 자세는 해부학적 자세이다.

[신체의 측정]
- 위팔 길이 : 어깨뼈봉우리 - 노뼈붓돌기
- 아래팔 길이 : 위팔뼈 가쪽위관절융기 - 노뼈붓돌기
- 외관 상 다리 길이 : 넙다리뼈 큰돌기 - 가쪽복사뼈
- 실제 다리 길이 : 위앞엉덩뼈가시 - 안쪽복사뼈
- 위팔 둘레 : 위팔두갈래근의 최대 팽대부
- 측정의 기본 자세는 해부학적 자세이다.

② 위팔의 둘레는 위팔두갈래근의 최대 팽대부에서 측정한다.

정답 123 ④ 124 ② 125 ②

126 발목관절의 구조 중 가장 손상이 잘 일어나는 인대는?

① 뒤목말종아리인대
② 앞목말종아리인대
③ 뒤정강종아리인대
④ 앞정강종아리인대
⑤ 발꿈치종아리인대

> [발목 염좌의 가장 흔한 형태]
> • 앞목말종아리인대(전거비인대)의 손상으로 안쪽굽음 스트레스가 원인

127 기능적 전기 치료(FES)를 적용할 때, 전기의 파형으로 옳은 것은?

① 직류
② 감응전류
③ 단속평류
④ 맥동전류
⑤ 교류전류

> 기능적 전기 치료의 전기 파형은 맥동전류로 근력의 증가, 근재 교육, 경련 감소, 순환 증진, 관절 가동 범위 증진의 효과가 있다.

128 수중 운동 요법으로 올바른 것은 어느 것인가?

① 칼돌기 부분의 수심에는 체중의 약 50%가 감소된다.
② 정수압은 수심 1m당 약 1기압이 증가한다.
③ 운동 속도가 빠르면 저항은 작아진다.
④ 물의 부력을 이용한 능동보조 운동이 가능하다.
⑤ 물의 적정 온도는 40℃이다.

> ① 칼돌기 부분의 수심에는 체중의 약 70%가 감소된다.
> ② 정수압은 수심 10m 당 약 1기압이 증가한다.
> ③ 운동 속도가 빠르면 저항은 증가한다.
> ⑤ 수중 운동의 적정 온도는 27.8~28.5℃이다.

정답 126 ② 127 ④ 128 ④

129 물의 저항을 이용한 수중 운동의 근력 증진 효과에 가장 관계가 깊은 것은?

① 스톡스의 정리
② 정수압
③ 연속의 원리
④ 아르키메데스의 원리
⑤ 파스칼의 원리

[아르키메데스의 원리]
• 유체 속에 일부 혹은 전부가 잠긴 물체는 유체 속에 잠긴 물체와 같은 부피의 유체 만큼의 부력을 받음

[스톡스의 정리]
• 유체 속을 움직이는 물체가 받는 저항은 물체의 속력에 비례함

[연속의 원리]
• 액체가 관을 흐를 때 관의 굵은 부분에서는 유속이 느리고, 가는 부분에서는 유속이 빨라지기 때문에 최종적으로 흐르는 양은 동일하게 됨

[파스칼의 원리]
• 밀폐된 용기 안에 들어있는 액체의 어느 한 부분에 압력을 가하면 이 압력은 동일한 크기로 액체의 각 부분에 전달됨

130 뇌졸중 편마비의 병적인 공동 운동으로 올바른 것은 어느 것인가?

① 어깨뼈 올림에 따른 팔꿈관절 폄
② 팔꿈관절 굽힘에 따른 손목관절 등쪽 굽힘
③ 엉덩관절 벌림에 따른 무릎관절 폄
④ 엉덩관절 모음에 따른 무릎관절 굽힘
⑤ 무릎관절 굽힘에 따른 발목관절 발등 굽힘

① 어깨뼈 올림에 따른 팔꿈관절 굽힘
② 팔꿈관절 굽힘에 따른 손목관절 바닥쪽 굽힘
③ 엉덩관절 벌림에 따른 무릎관절 굽힘
④ 엉덩관절 모음에 따른 무릎관절 폄

[편마비의 병적인 공동 운동 패턴]

	굽힘 패턴	폄 패턴
어깨뼈	뒤당김, 올림	내밈, 내림
어깨관절	굽힘, 벌림, 가쪽돌림	폄, 모음, 안쪽돌림
팔꿈관절	굽힘	폄
아래팔	뒤침	엎침
손목관절	바닥쪽굽힘	등쪽굽힘
엉덩관절	굽힘, 벌림, 가쪽돌림	폄, 모음, 안쪽돌림
무릎관절	굽힘	폄
발목관절	발등 굽힘	발바닥 굽힘

정답 129 ④ 130 ⑤

131 만성기 편마비 환자의 보행 특징으로 적절하지 않은 것은 어느 것인가?

① 마비측의 입각기는 비마비측보다 짧다.
② 마비측의 유각기의 무릎관절 굽힘 각도는 비마비측보다 작다.
③ 마비측의 유각기에서 마비측의 엉덩관절을 벌림한다.
④ 비마비측의 입각기에서 체간의 마비측으로 가쪽굽힘한다.
⑤ 보폭은 정상 보행보다 넓다.

[편마비 환자의 보행 특징]
- 입각기 : 체간을 앞으로 기울이면서 중간 입각기에서 무릎관절 과신전, 안쪽 말발
- 유각기 : 발끌림 현상, 전유각기와 유각기 동안 감소된 무릎관절 굽힘, 마비측의 엉덩관절을 벌림하면서 보행하는 휘돌림 보행
- ④ 비마비측의 입각기에서 체간의 전방 기울어짐이 나타남

132 허리굽힘근 강화로 척추앞굽음증 치료에 가장 많이 사용하는 운동은?

① 버거 운동(Buerger's exercise)
② 윌리암 운동(William exercise)
③ 맥켄지 운동(McKenzie exercise)
④ 엠브라스 운동(Emblass exercise)
⑤ 골드웨이트 운동(Golthwaite exercise)

윌리암 운동(William exercise)은 허리굽힘근 강화 운동으로 척추앞굽음증을 감소시킨다.

133 다음 중 온냉 교대 적용에 대한 설명으로 맞는 것은?

① 급성 손상일 경우 냉온수로 마친다.
② 48시간 이내의 염좌 손상 부위에 적용한다.
③ 고온에서 1분 침수 후 한냉에서 3분 침수를 한다.
④ 고혈압으로 인한 두통 시 머리에 적용한다.
⑤ 맥박이 80회 이상이면 심장 부위에 얼음주머니를 대준다.

[교대욕 적용 시 주의 사항]
- 고온에서 시작하여 고온에서 끝냄
- 고온에서 3분 침수 후 한냉에서 1분 침수
- 반복 횟수는 9회 정도, 전체 시간은 대략 20~30분 정도
- 고온수의 온도는 약 100~115°F, 한냉수의 온도는 65~50°F 정도
- 맥박이 80회 이상으로 올라가면 심장 부위에 얼음주머니를 대줌

정답 131 ④ 132 ② 133 ⑤

134 척수 손상으로 올바른 것은 어느 것인가?

① 척수 원뿔 손상에는 배뇨장애의 예후가 양호하다.
② 마미총 손상에는 경련성 마비가 생긴다.
③ 뒤척수증후군에서는 심부감각장애에 비해 온도감각장애가 심해진다.
④ 앞척수증후군에서는 심부감각장애에 비해 운동 기능의 예후가 나쁘다.
⑤ 브라운-세카르 증후군에서는 손상 부분 아래로 동측의 온도감각장애가 있다.

① 척수 원뿔 손상에는 배뇨장애의 예후가 좋지 않다.
② 마미총 손상에는 경련성 마비가 나타나지 않는다.
③ 뒤척수증후군은 손상 부위 이하로 동측의 위치 감각, 고유수용성 감각, 식별 감각의 소실이 큰 문제점이다.
⑤ 브라운-세카르 증후군은 손상 부위 이하로 동측의 운동 기능과 위치 감각 소실, 반대측의 통각과 온각이 상실되는 비대칭적인 양상을 가진다.

135 대칭성 긴장성 목 반사 2에 대한 설명으로 옳은 것은?

① 양성 반응은 목 폄 자세에서 엉덩관절과 무릎관절의 굽힘이다.
② 통합하는 중추는 대뇌에 있다.
③ 회복 반응의 하나이다.
④ 생후 2개월이 지나면 나타난다.
⑤ 생후 10개월이 지나면 통합된다.

[대칭성 긴장성 목 반사 1]
• 뇌줄기 수준의 반사
• 생후 4~6개월 이내에 출현
• 생후 6개월에 통합
• 검사 자세 : 네발 엎드린 자세 또는 검사자 양 무릎 위에 엎드림
• 검사자는 대상자의 머리를 앞쪽으로 굽힘
• 음성 반응 : 팔과 다리의 긴장도의 변화 없음
• 양성 반응 : 팔의 굽힘근과 다리의 폄근 긴장도 증가

[대칭성 긴장성 목 반사 2]
• 뇌줄기 수준의 반사
• 생후 4~6개월 이내에 출현
• 생후 6개월에 통합
• 검사 자세 : 대칭성 긴장성 목 반사 1과 동일
• 검사자는 대상자의 머리를 폄시킴
• 음성 반응 : 팔과 다리의 긴장도의 변화 없음
• 양성 반응 : 팔의 폄근과 다리의 굽힘근 긴장도 증가

정답 134 ④ 135 ①

136 다음 중 염마찰의 설명으로 맞는 것은?

① 치료 시간은 20분 정도 적용한다.
② 혈관이나 신체 조직에 대한 이차적 강장 효과이다.
③ 소금은 완전히 용해해서 사용한다.
④ 빠르게 적용하는 것이 효과적이다.
⑤ 인체 전면에 많은 압력을 가한다.

[염마찰의 적용 방법]
- 피부에 손상을 줄 만큼 세게 문질러서는 안 되며, 민감한 부분이나 돌출부는 부드럽게하며, 볼기(둔부)는 강한 회선 마찰을 적용, 생식기 근처나 얼굴 부위는 피함
- 앉아서 하는 경우 고온 족욕(102~115°F) 실시, 처음 시작 출발 온도 98°F 시작해서 환자가 견딜 정도로 높임, 3~12분 정도 적용
- 순서 : 한쪽 종아리 → 다른 종아리 → 양손 → 어깨, 목 → 다른 부분

[염마찰의 효과]
- 기름샘의 자극, 혈관이나 신체 조직에 대한 이차적 강장 효과, 피부의 청결과 불순물 제거, 신경계나 전체 기관에 대한 원기 회복

137 다음 중 양극 효과에 대한 설명으로 가장 옳은 것은?

① 알칼리성 반응으로 수소가 발생한다.
② 알칼리성 반응으로 산소가 발생한다.
③ 산성 반응으로 수소가 발생한다.
④ 산성 반응으로 산소가 발생한다.
⑤ 알칼리성 반응과 산성 반응 둘 다 일어나지 않는다.

[의용전류의 생리화학적 효과]
→ 극성 효과(연속형 직류)
- 양극 : 혈관 수축, 허혈의 원인, 살균 효과, 진정 효과, 울혈에 의한 통증 감소, 지혈 효과, 역치 증가, 흥분성 감소, 산성 반응(산소 발생), 가열 효과, 혈관 운동 자극, 금속 및 알칼로이드 반발
- 음극 : 혈관 확장, 충혈의 원인, 자극 효과, 출혈 효과, 역치 감소, 흥분성 증가, 알칼리성 반응(수소 발생), 가열 효과, 혈관 운동 자극, 산과 산기 반발
- $H_2O + 4NaCl$
  - (+)극 : $4Cl^- + 2H_2O$
    $\rightarrow 4HCl + O_2\uparrow + 4e^-$
  - (-)극 : $4Na^+ + 4H_2O + 4e^-$
    $\rightarrow 4HaOH + 2H_2\uparrow$

정답 136 ② 137 ④

138 다음 설명하는 보조기로 맞는 것은?

> Forearm cuff로 팔꿈치와 손목을 받쳐 팔을 받쳐 주기 위한 것이다.
> 매달린 지점과 커프 사이의 거리는 길어야 한다.
> 어깨관절에서 대부분의 움직임이 가능하다.

① Vertical sling
② Overhead sling
③ Swathe arm sling
④ Multiple strap sling
⑤ Abduction sling

[Overhead sling 또는 Suspension sling]
- 앞팔 커프(forearm cuff)로 팔꿈치와 손목을 받쳐 팔을 받쳐 주기 위한 것
- 매달린 지점과 커프 사이의 거리는 길어야 함
- 어깨관절 수평 벌림, 수평 모음, 가쪽돌림, 안쪽돌림, 벌림, 팔꿈관절 굽힘과 폄 동작 조절
- C5 손상 환자에게 적용

139 B/K amputee에서 wrist disarticulation의 내용으로 맞는 것은?

① Supination, pronation 모두 완전하다.
② Flexion, extension 불가능하다.
③ 35~55%의 짧은 앞팔 스탐프이다.
④ 소켓의 운동성, 안정성, 안락성 성취가 어렵다.
⑤ 스탐프의 길이가 길수록 운동 범위가 좁다.

손목관절에서 절단된 스탐프는 팔꿈관절의 굽힘/폄, 앞팔의 엎침/뒤침 운동의 가동 범위와 근력이 완전하다.

140 고막에 대한 설명으로 맞지 않는 것은?

① 바깥귀와 가운데귀의 경계
② 피부층, 섬유층, 점막층의 3층 구조
③ 망치뼈와 연결
④ 털세포 및 귀지샘 존재
⑤ 중심부가 가운데귀 쪽으로 튀어나옴

[고막 (tympanic membrane)]
- 바깥귀(외이)와 가운데귀(중이)의 경계
- 망치뼈(추골)와 열결
- 이완부(상부)와 긴장부(하부)로 구분
- 피부층, 섬유층, 점막층의 3층 구조
- 중심부가 가운데귀 쪽으로 튀어나옴

정답 138 ② 139 ① 140 ④

141 온습포에 대한 설명으로 맞는 것은?

① 심부근육까지 가열된다.
② 감각장애 환자에게 안전한 치료법이다.
③ 허리 통증 치료 시 바로 누워 허리에 댄다.
④ 규산겔이 흡수한 습열을 인체에 적용한다.
⑤ 전도열로 54℃ 정도 적용한다.

[온습포]
• 규산겔이 들어있는 팩을 가열하여 규산겔이 흡수한 습열을 신체에 적용한다.
• 표면근육만 가열된다.
• 말초혈관 질환, 말초신경장애는 금기증이다.
• 열 전달 방식은 전도열이며, 40℃ 정도 적용한다.

142 Daniels의 도수 근력 검사에서 무릎관절 폄의 측정에서 옳은 것은 어느 것인가? 2개 고르시오.

① 앉은 자세에서 테스트를 할 때 상체를 수직으로 유지한다.
② 피험자는 발등에 저항을 추가한다.
③ 근력 2(Poor)의 테스트에서는 엉덩관절 가쪽돌림근에 의한 보상 작용에 주의한다.
④ 근력 3(Fair) 테스트 시작 시에 무릎의 과신전을 방지한다.
⑤ 근력 5(normal)의 테스트는 환자에게 팔짱을 시켜 측정한다.

② 저항은 발목관절 바로 위에 제공한다.
③ 근력 2(poor)의 검사 시 엉덩관절의 안쪽돌림근의 보상 작용에 주의한다.
⑤ 근력 5(normal)의 검사 시 앉은 자세에서 팔의 위치는 뒤쪽에 위치한다.

143 매독균에 의해 발생하며, 뒤신경뿌리와 뒤신경절, 널판다발과 쐐기다발의 진행성 변성을 수반하는 질병으로 맞는 것은?

① 진행성 근육위축증
② 척수물구멍증
③ 소아마비
④ 척수로
⑤ 뇌성마비

[척수로]
• 운동실조증
• 뒤신경뿌리와 뒤신경절, 널판다발과 쐐기다발의 진행성 변성을 수반
• 주로 감각신경세포에 장애를 초래
• 남자에서 많이 발생, 20~50세 사이에 호발
• 매독균이 원인

정답 141 ④ 142 ①, ④ 143 ④

144 길랑-바레 증후군(급성 염증성 탈수초 다발성 신경병증)으로 잘못된 것은 어느 것인가?

① 사지에 이완성 마비가 발생한다.
② 중증의 호흡근 마비를 초래한다.
③ 초기에 가벼운 감각장애가 발생한다.
④ 축삭형은 탈수형보다 예후가 양호하다.
⑤ 회복의 양상은 몸쪽에서 먼쪽으로 이루어진다.

[길랑-바레 증후군]
- 급성 염증성 탈수초 다발성 신경병증
- 말초신경의 탈수초성 질환, 신경전도 속도 감소
- 먼쪽에서 시작하는 상행성 마비
- 중증의 경우 호흡근 마비 초래
- 초기에 감각 이상 발생
- 깊은힘줄 반사는 소실
- 운동장애는 양측성, 대칭성

145 경직형 양하지 마비의 보행 특징으로 적절하지 않은 것은 어느 것인가?

① 체간의 동요가 크다.
② 엉덩관절과 무릎관절의 굽힘이 크다.
③ 엉덩관절이 안쪽돌림 되기가 쉽다.
④ 발끝에서 지면과 접촉한다.
⑤ 상지는 폄 자세를 취한다.

[경직형 양하지 마비]
- 엉덩관절과 무릎관절의 폄근 약화로 굽힘이 강하다.
- 엉덩관절 굽힘, 모음, 안쪽돌림
- 무릎관절 굽힘
- 발뒤꿈치의 단축으로 인한 첨족
- 체간 동요

⑤ 경직형 양마비 환자의 경우 상지는 굽힘 자세를 취한다.

146 견인에 대한 특징으로 옳은 것은 어느 것인가?

① 근육의 수축 효과가 있다.
② 척추 견인의 경우 척추 골절 환자에게 적용한다.
③ 견인 시 견인의 무게와 견인 시간은 상관 없다.
④ 척추분리증 환자에게도 척추 견인을 이용한다.
⑤ 통증 조절을 위해 견인을 이용한다.

[견인]
- 효과 : 척추의 기계적 연장, 후관절 가동성 증가, 근육의 이완, 통증 억제
- 적응증 : 추간판탈출증, 척추의 퇴행성 관절염, 오십견, 기운목, 변형성 척추증
- 금기증 : 척추 골절, 종양, 급성 염좌, 척추분리증

① 근육의 이완 효과가 있다.
② 척추 골절 환자에게는 척추 견인을 사용하지 않는다.
③ 견인 시 견인의 무게와 시간을 고려해야 한다.
④ 척추분리증 환자에게는 척추 견인을 사용하지 않는다.

정답 144 ④ 145 ⑤ 146 ⑤

147 다음 설명에 적합한 보조기는?

> 18개월~4세까지의 어린 아이에게 사용한다.
> 뇌성마비, 골수부전증아에게 사용한다.
> 무릎관절과 발목관절의 운동을 허용하지 않는다.

① Standing frame orthosis
② Parapodium
③ Denis Browns orthosis
④ A-frame orthosis
⑤ Twister or torsion shaft orthosis

[A 프레임 보조기(A-frame orthosis)]
- 18개월~4세까지의 어린 아이 사용
- 뇌성마비처럼 hip adduction contracture가 있을 때 예방하기 위해 골수부전증아(myelodysplasia child)에게 사용
- 무릎관절과 발목관절의 운동을 허용하지 않음

148 다음 중 파라핀욕에 대한 설명으로 맞는 것은?

① 초와 미네랄 오일의 비율은 9 : 1이다.
② 초는 다른 물질에 비해 융점이 낮고, 열전도율이 높다.
③ 다른 국소열 치료에 비해 열지속 시간이 짧다.
④ 80~90°F로 주기적으로 소독한다.
⑤ 전도열의 일종이다.

[파라핀욕]
- 초는 다른 물질에 비해 융점이 높고, 열전도율이 낮아 융점을 낮추기 위해 미네랄 오일을 혼합하여 사용한다.
- 초와 미네랄 오일의 혼합 비율은 7:1이며, 따뜻한 느낌과 피부 충혈은 약 30분 이상 지속되어 다른 국소 열 치료에 비하여 지속 시간이 길다.
- 파라핀의 소독 온도는 180~200°F, 섭씨로 변환하면 약 80~90℃이다.

149 어깨관절 안쪽돌림 가동 범위 측정 시 각도계 축의 위치는?

① 어깨뼈 봉우리
② 자뼈 붓돌기
③ 위팔 안쪽위관절융기
④ 위팔 가쪽위관절융기
⑤ 팔꿈치머리

[어깨관절 안쪽돌림]
- 정상 운동 범위 : 0~70°
- 가동자 : 지면과 수직
- 고정자 : 자뼈(척골)의 중심선
- 축 : 팔꿈치머리(주두)

정답 147 ④ 148 ⑤ 149 ⑤

150 침대 가장자리에서 행동할 하반신 마비 환자의 하지 심부정맥혈전증의 예방으로 적절하지 않은 것은 어느 것인가?

① 조기 이상을 촉진한다.
② 양하지에 냉찜질 요법을 실시한다.
③ 양하지에 타동 운동을 실시한다.
④ 양하지에 간헐적 공기압박법을 실시한다.
⑤ 양하지에 탄성 스타킹을 착용한다.

[심부정맥혈전증]
• 정맥 내 혈액 저류
• 혈관내피세포의 손상
• 과응고 상태에 의해 혈전이 형성된 것

[심부정맥혈전증 예방]
• 체위 변경
• 탄력 스타킹 : 혈류 정체 예방
• 하지 거상
• 온찜질 : 정맥 경련 감소, 진통 효과, 염증 감소
• 안정
• 간헐적 공기압박법

② 심부정맥혈전증 환자에게는 온찜질을 실시한다.

151 운동 치료에 대한 목적으로 가장 옳은 것은?

① 지각력 향상
② 경직 증진
③ 가동성과 유연성 증진
④ 욕창 치료
⑤ 신경 변성 억제

운동 치료의 목표로 안정성 증진, 근력 강화, 이완 증진, 가동성과 유연성 증진 등이 있다.

[운동 치료]
• 유산소성 컨디션 조절과 체력 회복
• 근육 수행 운동 : 근력, 근육의 일률
• 신경근육의 관리, 억제, 촉진의 기법 및 자세 의식 훈련
• 이완 운동
• 균형 운동과 민첩성 운동
• 호흡 운동과 호흡 근육 훈련

152 다리의 관절 가동 범위 측정 시 각도계 축의 위치로 맞는 것은?

① 엉덩관절 굽힘 – ASIS
② 엉덩관절 모음 – 큰돌기
③ 무릎관절 폄 – 무릎관절 안쪽
④ 발목 등쪽굽힘 – 가쪽복사뼈
⑤ 엉덩관절 바깥 돌림 – 큰돌기

• 엉덩관절 굽힘 – 큰돌기(대전자)
• 엉덩관절 모음 – ASIS
• 무릎관절 폄 – 무릎관절 가쪽
• 엉덩관절 바깥돌림 – 무릎뼈

정답 150 ② 151 ③ 152 ④

153 소뇌 증상으로 적절한 것은 어느 것인가?

① 운동 측정장애
② 잭나이프 현상
③ 심부감각장애
④ 병적 반사 반응
⑤ 근육 긴장 상승

[소뇌 손상 환자 임상 증상]
- 근육 긴장 저하(저긴장증)
- 운동 측정장애
- 협동 운동 불능
- 상반 운동 반복 수행장애
- 의도 떨림
- 언어장애
- 눈 떨림

② 잭나이프 현상은 강직(spasticity) 환자에게 나타난다.
③ 소뇌 손상 환자에서 심부감각장애는 나타나지 않는다.
④ 소뇌 손상 환자에서 병적 반사 반응은 나타나지 않는다.

154 다발성 경화증의 물리 치료에서 잘못된 것은 어느 것인가?

① 경직에 대한 냉찜질 요법을 실시한다.
② 마비에 따른 보조기 착용 요법을 실시한다.
③ 불수의 운동에는 무게가 있는 추를 장착한다.
④ 근력 강화 훈련은 고부하 저빈도로 실시한다.
⑤ 시력장애에는 다른 감각에 의한 대상 훈련을 실시한다.

[다발성 경화증]
- 중추신경계의 말이집탈락성 질병
- 원인은 아직 명확하지 않음
- 20~30세 여성에서 발병률이 높음
- 감각 상실보다 운동 상실이 현저히 나타남
- 눈 떨림, 활동 떨림, 스타카토 발음, 실조증, 근력 약화, 실조성 보행

[다발성 경화증 치료]
- 경직의 경우 근방추 활동 억제를 위해 냉습포와 얼음 마사지 실시
- 발목발보조기(AFO)를 이용하여 보행간 발등 굽힘 보조
- 운동 실조를 관리 프로그램
- 감각 자극 요법

④ 근력 강화 운동은 한 번에 많은 양의 운동보다는 규칙적인 일정량의 운동으로 실시한다.

155 다음 중 온습포의 적용 방법으로 맞는 것은?

① 화상의 위험이 거의 없다.
② 팩의 재가열은 5분 정도면 충분하다.
③ 치료 부위의 압박이 거의 없다.
④ 환자에게 10분 이상 적용하면 안 된다.
⑤ 팩이 인체에 접촉하는 온도는 약 40℃이다.

팩의 재가열은 약 15분 정도, 팩의 적용 시간은 5~30분, 장기간 사용 시 치료 부위를 압박할 수 있고, 관찰이 어려움

정답 153 ① 154 ④ 155 ⑤

156 다음 중 근육의 작용으로 맞는 것은?

① 척추세움근 : 몸통 굽힘
② 배곧은근 : 몸통 돌림
③ 배바깥근 : 몸통 폄
④ 뭇갈래근 : 몸통 굽힘
⑤ 허리네모근 : 골반 올림

[몸통근육]
1) 앞면
 • 배곧은근 : 몸통 굽힘
 • 배바깥빗근, 배속빗근 : 몸통 돌림(오른쪽돌림 시 오른쪽 배속빗근, 왼쪽 배바깥빗근 작용)
 • 배가로근(복횡근)
2) 뒷면
 • 척주세움근(엉덩갈비근, 가장긴근, 가시근) : 몸통 폄
 • 짧은등쪽근군(반가시근, 뭇갈래근, 돌림근, 가시사이근, 가로돌기사이근)
3) 측면
 • 허리네모근 : 골반 올림
 • 엉덩허리근

157 손의 기능적 자세에 대해 적절하지 않은 것은 어느 것인가?

① 생활 습관에 따른 차이가 있다.
② 수술 후 고정하기 위한 정도로 이용된다.
③ 기준이 되는 각도는 관절마다 다르다.
④ 능력 저하를 최소화 할 수 있다.
⑤ 손가락으로 가볍게 공을 쥔 상태가 된다.

[손의 기능적 자세]
• 손목 20~30° 폄하고 약간의 자쪽 편위
• 손허리손가락관절 45° 굽힘
• 손가락관절 15° 굽힘
• 엄지 45° 벌림

158 50대 여자 환자가 허리를 구부릴 때 통증이 심하여 물리치료실을 방문하였다. 운동 중재 방법으로 옳은 것은?

① 맥켄지 운동
② 윌리암 운동
③ Knapp 운동
④ Buerger allen 운동
⑤ 진자 운동

허리를 굽힘시킬 때 통증이 증가하므로 폄 운동인 맥켄지 운동을 시행한다.
• 윌리암 운동 : 허리 굽힘 운동
• Knapp 운동 : 척추옆굽음증 환자에게 적용하는 운동
• Buerger allen 운동 : 순환 증진 운동

정답 156 ⑤ 157 ② 158 ①

159 파라핀 요법으로 적절한 것은 어느 것인가?

① 파라핀의 비열이 크다.
② 파라핀은 인화성이 있다.
③ 신체의 심부 온도 상승 효과가 높다.
④ 어깨, 무릎 등 근위부에 사용할 수 있다.
⑤ 온도는 55~60℃로 설정한다.

[손 파라핀]
- 전도열과 습열을 이용
- 다른 온열 치료보다 열 지속 시간이 길다.
- 융점은 높고, 비열과 열전도율은 낮음
- 파라핀 : 미네랄오일=7 : 1 → 초의 융점을 낮추기 위해 미네랄오일 사용
- 온도는 50~60℃에서 실시
- 주로 원위부에 사용
- 국소 열 효과
- 피부 보습 효과
- 땀 분비 촉진

160 초음파 치료에 대한 설명으로 옳은 것은 어느 것인가?

① 주파수는 침투 깊이에 영향을 주지 않는다.
② 공기 중에서는 피부와 도자를 약 10cm 정도 떨어져서 조사한다.
③ 수중 조사에서는 온열 효과는 기대할 수 없다.
④ 도자를 고정하고 조사하면 조직에 과열이 발생하지 않는다.
⑤ 성장기 어린이의 골단선에 조사는 피한다.

[초음파]
- 고주파 교류전류가 역압전 효과에 의해서 기계적 진동으로 전환
- 금속 삽입 부위 적용 가능
- 주파수가 증가하면 초음파 에너지 흡수량은 증가
- 파장이 감소하면 초음파 에너지 흡수량은 증가
- 반가층 깊이 : 주파수에 반비례
- 매질의 온도 증가, 밀도 증가 = 초음파의 전파 속도 증가
- 기체와 액체에서는 종파로 전파
- 성장기 어린이의 골단선에는 피해야 함

161 몸통 굽힘 검사에서 T 등급에 대한 설명으로 맞는 것은?

① 팔짱을 끼고 굽힘할 수 있다.
② 팔을 앞으로 뻗고 굽힘할 수 있다.
③ 목을 굽힘할 수 있다.
④ 기침 시 근수축이 일어난다.
⑤ 머리 뒤로 깍지를 끼고 굽힘할 수 있다.

[몸통 굽힘 검사]
- 가(P) : 목을 굽힘할 수 있음
- 불가(T) : 기침 시 근수축이 일어남
- 제로(Z) : 근수축 없음

정답 159 ⑤ 160 ⑤ 161 ④

162 길랑–바레 증후군에서 일어나기 어려운 것은 어느 것인가?

① 이상 감각
② 호흡곤란
③ 연하장애
④ 시각장애
⑤ 기립 저혈압

[길랑–바레 증후군]
- 급성 염증성 탈수초 다발성 신경병증
- 말초신경의 탈수초성 질환, 신경전도 속도 감소
- 먼쪽에서 시작하는 상행성 마비
- 중증의 경우 호흡근 마비 초래
- 초기에 감각 이상 발생
- 깊은힘줄 반사는 소실
- 운동장애는 양측성, 대칭성
- 자율신경계 기능장애로 인해 기립 저혈압
- 연하장애

163 고온 전신 침수욕의 생체 반응으로 적절한 것은 어느 것인가?

① 이뇨 작용
② 정맥의 감소
③ 해열 작용
④ 1회 심박출량의 감소
⑤ 심박동수 감소

[고온 전신 침수욕의 생리적 효과]
- 심박수 증가
- 혈압은 잠시 상승했다가 점차 내려감
- 호흡은 빠르고 얕아짐
- 발한 증가
- 통증 완화 및 근육 이완
- 내장의 울혈 감소
- 순환 및 대사 증진
- 심박동수 증가
- 이뇨 작용

② 고온 전신 침수욕의 경우 순환 증진
③ 해열 작용은 한랭 전신 침수욕의 효과
④ 고온 전신 침수욕의 순환 증진

164 Forment test가 양성인 경우, 의심 가능한 신경 손상은?

① 근육피부신경 손상 ② 노신경 손상
③ 겨드랑신경 손상 ④ 정중신경 손상
⑤ 자신경 손상

[Froment test]
- 엄지와 집게손가락(무지와 시지) 사이에 종이를 끼우고 잡아당길 때 긴엄지굽힘근(장모지 굴근)과 엄지맞섬근(모지대립근)을 이용한 대상 작용이 나타나면 양성(자신경 손상을 의미)

정답 162 ④ 163 ① 164 ⑤

165 다음 제시한 검사법을 적용할 수 있는 질환에 해당하는 것은?

> 뾰족한 기구로 정강뼈 안쪽능선을 따라 무릎 아래서부터 발목까지 가볍고 빠르게 자극한다.
> 양성 반응 : 엄지발가락은 폄되고, 나머지 네 발가락은 벌림된다.

① 진행성 근위축증(PMA)　② 척수매독
③ 길랑–바레 증후군　　　④ 외상성 뇌 손상(TBI)
⑤ 척수 손상(SCI)

제시한 검사법은 오펜하임 검사로 뇌졸중 병적 반사(UMN 질환)를 알아보는 진단법이다.
- 바빈스키, 고든 반사 또한 엄지발가락이 폄되고, 나머지 벌림이 나타나면 병적 반사라고 할 수 있다.

166 목뼈에서 운동량이 가장 많은 부분은?

① 뒤통수 ~ C1　　② C1 ~ C2
③ C3 ~ C4　　　④ C5 ~ C6
⑤ C6 ~ C7

[목뼈]
- 기능 : 자세 유지, 운동의 기능 보유, 머리부 지지, 척추 중 운동 범위가 가장 크다.
- 전체적으로 굽힘, 폄, 돌림 운동량이 많은 곳 : C5~C6

167 류마티스 관절염의 변형에서 일어나기 어려운 것은 어느 것인가?

① 요족 변형
② 갈퀴족
③ 곤봉발
④ 무지외반증
⑤ 단추구멍 변형

[류마티스 관절염의 변형]
- 어깨관절 : 모음, 안쪽돌림
- 팔꿈관절 : 굽힘, 아래팔의 엎침
- 손목관절 : 굽힘, 자쪽편위
- 손가락관절 : 백조목 변형, 단추구멍 변형, 망치 수지 변형, Z-모양 변형
- 엄지 : game keeper thumb
- 엉덩관절 : 굽힘, 벌림, 안쪽돌림의 운동장애
- 무릎관절 : 굽힘, 관절의 안가쪽 함께 침범
- 발 : 발허리발가락관절 침범, 갈퀴족 변형, 발뒤꿈치의 곤봉발, 무지외반증

① 류마티스 관절염에서 요족 변형은 나타나지 않음

정답　165 ④　166 ④　167 ①

168 다식, 다갈, 다뇨 등의 증상이 있고, 인슐린이 저하되는 질환에 해당하는 것은?

① 당뇨
② 고혈압
③ 비만
④ 골다공증
⑤ 뼈속질염

당뇨 치료는 약물 치료와 유산소 운동을 병행한다.

169 엎드려 누운 자세에서 한쪽 골반을 살짝 들어 올리면 반사적으로 같은 쪽의 팔과 엉덩관절 및 무릎관절의 굽힘 현상이 일어나는 반응에 대한 설명으로 맞는 것은?

① 생후 2~4개월에 나타난다.
② 중간뇌 수준에 해당한다.
③ 긴장성 반사와 정위 반사가 합쳐져서 나타나는 반사이다.
④ 유인원 자세 반응이다.
⑤ 대칭성 긴장성 목 반사와 같은 발달 수준이다.

[양서류 반응]
- 엎드려 누운 자세에서 한쪽 골반을 살짝 들어 올림 → 같은쪽 팔과 엉덩관절 및 무릎관절 굽힘
- 중간뇌 수준
- 공간에서 머리와 몸통의 정상적인 관계를 이루는 역할(정위 반응)
- 출현 시기 : 출생 시~생후 10~12개월에 최고 수준
- 목 정위 반사, 몸통 정위 반사, 미로 정위 반사, 시각 정위 반사, 양서류 반응

170 베이커에 대한 설명으로 맞는 것은?

① 국소적 부위에 적용된다.
② 전도열이나 복사열에 의해 열이 전달된다.
③ 예열 시간이 필요하다.
④ 침투 깊이는 전구 수에 따라 변화된다.
⑤ 한 개 이상의 백열등을 반원형 용기에 장치한 것이다.

- 두 개 또는 그 이상의 백열등을 반원형 용기에 장치한 것
- 전력 : 각각의 25~60W용 전구 2~12개로 치료 강도의 조절
- 110°F(43.3℃) 유지, 전도열이나 복사열(타월, seat로 덮기 때문에)
- 침투 깊이는 전구 수와 관계없이 일정
- 강도는 변화됨

정답 168 ① 169 ② 170 ②

171 관절 가동 범위가 제한을 받는 것은 어느 것인가?

① 손목관절 굽힘 자세에서 손가락 폄
② 팔꿉관절 굽힘 자세에서 손목관절 폄
③ 무릎관절 폄 자세에서 엉덩관절 굽힘
④ 무릎관절 굽힘 자세에서 발목관절 발등 굽힘
⑤ 발목관절 발등 굽힘 자세에서 발가락관절 굽힘

③번 자세는 뒤넙다리근육의 수동 불충분으로 인해 관절 가동 범위에 제한을 받음

172 다음 중 여과가 가장 활발하게 일어나는 장소로 맞는 것은?

① 콩팥 겉질과 속질 사이
② 토리와 날토리세동맥 사이
③ 토리와 토리주머니 사이
④ 들토리세동맥과 토리 사이
⑤ 토리쪽 곱슬세뇨관과 먼쪽 곱슬세뇨관 사이

[토리주머니(사구체낭)]
• 속막에 발세포가 있어 여과극을 형성

173 감각 저하로 판정되는 사유는 어느 것인가?

① 눈을 가리고 다리의 세 번째 발가락을 움직이게 해도 주변 발가락과 같이 움직인다.
② 바늘로 피부를 부드럽게 자극하면 2~3초 후에 통증을 느낀다.
③ 10℃의 물을 넣은 시험관에서 피부에 닿을 때 차갑다고 느낀다.
④ 배부에서 4cm 떨어진 지점에서 두 점을 누르면 한 점만 느낀다.
⑤ 음차의 진동음이 귓가에 들리지만 꼭지돌기(mastoid)에 대는 진동을 느끼지 않는다.

② 통각 검사는 바늘 또는 핀으로 가볍게 찔렀을 때 반응을 보는 검사로 즉각적인 통증을 느껴야 한다.

① 공동 운동
③ 냉각 검사
④ 두 점 식별 검사
⑤ 속귀신경 검사

정답 171 ③ 172 ③ 173 ②

174 리파제에 대한 내용으로 맞는 것은?

① 엿당을 포도당 두 분자로 분해
② 지방을 지방산과 글리세롤로 분해
③ 전분과 글리코겐을 이당류로 분해
④ 단백질을 펩티드로 분해
⑤ 젖당을 포도당과 갈락토스로 분해

[주요 소화 효소]
- 펩티다제 : 펩티드를 아미노산으로 분해
- 수크라제 : 설탕을 포도당과 과당으로 분해
- 말타제 : 엿당을 포도당 두 분자로 분해
- 락타제 : 젖당을 포도당과 갈락토스로 분해
- 리파제 : 지방을 지방산과 글리세롤로 분해

175 외상과 고정 자세의 조합으로 적절한 것은 어느 것인가?

① 척추 압박 골절 – 척추 굽힘 자세
② 무릎뼈 탈구 – 무릎관절 굽힘 자세
③ 아킬레스건 단열 – 발목관절 발바닥 굽힘
④ 발목관절 내과 골절 – 발목관절 발등 굽힘 자세
⑤ 종아리근 힘줄 탈구 – 발목관절 엎침 자세

① 척추 압박 골절 – 척추 폄 자세
② 무릎뼈 탈구 – 무릎관절 폄 자세
④ 발목관절 내과 골절 – 발목관절 발바닥 굽힘 자세
⑤ 종아리근 힘줄 탈구 – 발목관절 뒤침 자세

176 뇌졸중 편마비 환자의 마비측 어깨에 대한 물리 치료로 적절한 것은 어느 것인가?

① 어깨관절 폄 운동은 피한다.
② 아탈구가 있을 시에는 정복을 실시한다.
③ 관절 가동 범위 훈련에서 어깨관절을 고정한다.
④ 마비측의 몸부림에는 마비측 어깨관절을 모음시킨다.
⑤ 능동적 상지 거상 운동은 반동을 이용한 방법을 지도한다.

① 어깨관절의 탈구는 굽힘, 벌림, 바깥돌림으로 인해 발생
③ 어깨관절도 관절 가동 범위 훈련을 실시함
④ 편마비 환자의 경우 강직으로 인해 어깨관절이 모음된 상태임
⑤ 능동적 상지 거상 운동은 반동을 사용하지 않는다.

정답 174 ② 175 ③ 176 ②

177 ICF 장애 모델에서 환자의 관절 가동 범위 감소는 어디에 해당하는가?

① 신체 기능 및 구조
② 활동 제한
③ 참여 제한
④ 개인적 요인
⑤ 사회 활동 제한

- 관절 가동 범위의 감소는 신체 기능 및 구조에 속한다.
- 신체 기능 및 구조는 어떠한 질병에 의해 나타나는 해부학적 구조의 변형, 손실 및 이상을 의미한다.

178 안면근육 마비에 대한 설명으로 옳은 것은 어느 것인가?

① 편측 대뇌 병변에는 이마근 마비가 생긴다.
② 말초성 얼굴신경 마비는 같은쪽에 안면근 마비가 생긴다.
③ 편측 연수 하부 병변에는 같은쪽에 안면근 마비가 생긴다.
④ 대뇌 병변에는 전기 치료가 효과적이다.
⑤ 말초성 병변에서는 안면근 전체의 동시 수축을 자극하도록 전기 치료를 실시한다.

[중추성 얼굴신경 마비]
- 병소 부위의 반대측 얼굴 아래쪽의 표정근 마비가 뚜렷
- 이마에 주름 짓기 가능
- 눈 감기 가능
- 미각, 침 분비, 눈물 분비 가능

[말초성 얼굴신경 마비]
- 병소 부위와 같은쪽 얼굴에 이완성 마비 초래
- 이마에 주름짓기 불가능
- 눈 감기 불가능
- 미각, 눈물 분비에 장애가 나타남

① 중추성 얼굴신경 마비에서는 이마근에 마비가 오지 않음
③ 편측 연수 하부 병변 = 중추성 얼굴신경 마비 = 반대쪽에 안면근 마비가 발생
④ 전기 치료는 말초성 얼굴신경 마비에 효과적임
⑤ 전기 치료는 동시 수축이 일어나지 않도록 실시함

179 PNF 중 근력 약화 혹은 조절 능력 상실 시 적용하며, CNS의 통로를 반복 자극하면 자극 전달이 용이해진다. 따라서 동작의 반복은 운동 습득 과정 및 근력 교육에 절대적으로 필요한 기법은?

① 율동적 안정화
② 유지-이완
③ 수축-이완
④ 반복 수축
⑤ 율동적 개시

반복 수축을 통해 얻을 수 있고, 반복 자극으로 반복 수축을 나타낸다.

정답 177 ① 178 ② 179 ④

180 다음 설명에 적합한 보조기는?

> Multiple sclerosis, Hemiplegia, Traumatic hemiplegia, Quadriparesis 환자에게 사용한다.
> 무릎관절, 자물쇠, 무릎 패드 필요 없다.
> Genu recurvatum을 효과적으로 조절할 수 있다.
> 2~3주 신고 있으면 후방 패드가 느슨하게 되며, 각도 조절이 불충분하다.

① Swedish knee cage
② Lenoxhill derotation orthosis
③ Sports knee orthosis
④ Spiral knee orthosis
⑤ Hinged knee orthosis

[Swedish knee cage]
주어진 보기 외에
- 다발성 경화증
- 무게가 가벼움
- 소아마비 후유증 사용
- 편마비
- 외상성 편마비
- 팔다리 부전마비
- 맞추기 쉽고 보조기 신고, 벗기가 편함

181 Guillain-Barre 증후군에 대한 설명으로 올바른 것은 어느 것인가?

① 호흡장애는 합병증이 없다.
② 선행 감염 증상이 보인다.
③ 축삭형의 예후는 양호하다.
④ 수액의 세포 증가가 보인다.
⑤ 좌우 비대칭 사지의 근력 약화가 진행된다.

[길랑-바레 증후군]
- 급성 염증성 탈수초 다발성 신경병증
- 말초신경의 탈수초성 질환 → 신경전도 속도 감소
- 먼쪽에서 시작하는 상행성 마비
- 심한 경우 호흡근 마비로 사망
- 감각장애(초기에 감각 이상 발생)
- 운동장애는 양측성, 대칭성으로 나타남
- 깊은힘줄 반사 소실
- 자율신경계 기능장애
- 회복은 몸쪽에서 먼쪽으로 나타남

① 호흡근을 침범하여 생명에 위협이 있다.
③ 축삭형의 예후는 불량하다.
④ 림프구와 탐식세포의 증가가 나타난다.
⑤ 운동장애는 양측성, 대칭성으로 나타난다.

정답 180 ① 181 ②

182 유산소 운동을 이용한 교육의 효과로 올바른 것은 어느 것인가?

① 운동 시 심박수의 증가
② 무산소성 역치 하락
③ 안정 시 이중적 증가
④ 골격근 모세 혈관 밀도의 감소
⑤ 동일한 운동부하에서의 호흡량 감소

[유산소 운동의 효과]
- 운동 시 최대 산소 소비량 증가
- 운동 시 최대 심박출량 증가
- 젖산 축적이 무산소 운동에 비해 적어 피로가 쉽게 누적되지 않음
- 운동 시 활동근육의 kg당 혈류량 감소가 발생
- 무산소성 역치 증가

① 운동 시 심박수의 감소
② 무산소성 역치 상승
③ 안정 시 이중적 감소
④ 골격근 모세 혈관 밀도의 증가

183 Starling의 심장 법칙으로 맞는 것은?

① 심장이 뿜어내는 혈액의 양은 심근섬유의 스트레칭 정도에 따라 결정된다.
② 혈액 속 이산화탄소 농도 증가 시 심박수 증가한다.
③ 심한 통각 자극 시 심박수 증가한다.
④ 흡식 시에 심박수가 증가하고, 호식 시에 심박수 감소한다.
⑤ 내장신경의 흥분 시 심박수 감소한다.

[Starling의 심장 법칙]
- 심장이 뿜어내는 혈액의 양은 심근섬유의 스트레칭 정도에 따라 결정

184 아쉬너 반사에 대한 설명으로 맞는 것은?

① 안구 압박 시 심장박수 감소
② 흡식 시 심장박수 증가
③ 심한 통각 자극 시 심장박수 증가
④ 혈압 상승 시 심장박수 감소
⑤ 혈중 CO_2 농도 증가 시 심장박수 증가

[아쉬너 반사(Aschner's reflex)]
- 안구 압박 시 심장박수 감소

정답 182 ⑤ 183 ① 184 ①

185 관절 가동 범위 측정법에서 위뒤엉덩뼈가시가 기본 축에 포함되는 것은 어느 것인가?

① 등허리부 굽힘
② 등허리부 돌림
③ 등허리부 가쪽굽힘
④ 엉덩관절 폄
⑤ 엉덩관절 벌림

① 등허리부 앞쪽굽힘의 축은 L5의 가시돌기임
③ 등허리부 가쪽굽힘의 축은 L5의 가시돌기임
④ 엉덩관절 폄의 축은 넙다리뼈큰돌기임
⑤ 엉덩관절 벌림의 축은 위앞엉덩뼈가시

186 검사측을 위로 하여 옆으로 누운 자세에서 천천히 위쪽 다리를 내리는 검사는 무엇을 알기 위한 것인가?

① 중간볼기근
② 뒤넙다리근
③ 넙다리빗근
④ 엉덩정강근막띠
⑤ 넙다리네갈래근

[Ober 검사 (넙다리근막긴장근과 엉덩정강근막띠 검사)]
- 검사측을 위로 옆으로 누운 자세 → 천천히 위쪽 다리 내리기
- 양성 : 검사대에 닿지 않음

187 가쪽세로활을 지지하는 구두 수정의 적응은 어느 것인가?

① 편평발
② 발꿈치들린오목발
③ 소아의 안쪽들린휜발증
④ Morton 발가락
⑤ 가쪽들린휜발증

[안쪽세로활을 지지하는 구두 수정 적응]
- 편평발
- 발의 엎침
- 가쪽들린휜발증

[가쪽세로활을 지지하는 구두 수정 적응]
- 편평발
- 안쪽들린휜발증

[가로활을 지지하는 구두 수정 적응]
- 발허리 통증
- 편평발
- 발꿈치들린오목발
- Morton 발가락
- 무지외반증
- 엄지발가락굽음증
- 윤활주머니염

① 편평발은 가로활을 지지하는 보조기를 적용
② 발꿈치들린오목발은 가로활을 지지하는 보조기를 적용
④ Morton 발가락은 가로활을 지지하는 보조기를 적용
⑤ 가쪽들린휜발증은 안쪽세로활을 지지하는 보조기를 적용

정답 185 ② 186 ④ 187 ③

188 관절 운동과 그것을 제한하는 인대와의 조합으로 옳은 것은 어느 것인가?

① 봉우리빗장관절 돌림 – 부리어깨인대
② 척추의 폄 – 뒤세로인대
③ 엉덩관절 폄 – 넙다리뼈머리인대
④ 무릎관절 폄 – 전방십자인대
⑤ 발목관절 안쪽번짐 – 삼각인대

① 봉우리빗장관절 돌림 – 부리빗장인대
② 척추의 폄 – 앞세로인대
③ 엉덩관절 폄 제한 – 엉덩넙다리인대
⑤ 발목관절 안쪽 번짐 - 앞·뒤 목말종아리인대, 발꿈치종아리인대

189 뇌졸중 편마비 환자의 왼쪽 편측 공간 무시에 대한 도입 시의 물리 치료로 적절하지 않은 것은?

① 물리치료사는 왼쪽에 위치한다.
② 왼쪽 신체에 촉각 자극을 높인다.
③ 왼쪽에 체간 돌림 운동을 추가한다.
④ 거울을 사용한 시각 자극은 이용하지 않는다.
⑤ 오른쪽에서 왼쪽으로 주의를 돌린다.

[편측 무시]
• 시야 검사에는 문제가 없지만 환자가 침범된 쪽에서 오는 시각 정보를 무시하고 인식하지 않는 증상
• 우측보다는 좌측에서 주로 나타남

[편측 무시 치료]
• 침범된 쪽으로 자극 주기
• 거울을 이용한 치료
• 양손을 한꺼번에 쓰는 움직임
• 환자가 선호하는 물품은 침범된 쪽에 위치시키기

190 관동맥 질환 후 유지기의 재활의 목적으로 잘못된 것은 어느 것인가?

① 재발 예방
② 고혈압 개선
③ 관동맥경화 개선
④ 심근괴사부 근재생
⑤ 혈류의 증대

[심장 재활 유지기]
• 집중 운동 단계의 연장선 단계로 지역사회에서 이차 예방과 건강 증진을 위한 지속 단계

[심장 재활 효과]
• 동정맥혈 산소 분압차 증가
• 활동 중인 근육의 산소 소모 증가
• 최대 산소 소모량 증가
• ST 분절 하강
• 심실수축력 상승
• 수축기 및 확장기 혈압 감소

④ 심근괴사부 근재생은 유지기 심장 재활 프로그램의 목적에는 부합하지 않음

정답 188 ④ 189 ④ 190 ④

191 물의 흐름이 없는 수중 트레드밀 보행 운동 중 산소 섭취량에 가장 영향이 적은 요인은 무엇인가?

① 수온
② 수심
③ 보행 속도
④ 점성 저항
⑤ 실내 습도

[수중 운동 중 산소 섭취량 증가에 영향을 미치는 요인]
• 수온 증가
• 수심 증가
• 보행 속도 증가
• 점성 저항 증가

192 보바스 접근법의 핵심 조절점에 대한 설명으로 옳은 것은?

① 팔이음뼈는 중앙 조절점이다.
② 손과 손가락 부위 적용은 운동성을 제공한다.
③ 안정화를 위해서는 발 부위 조절점을 이용한다.
④ 머리는 먼쪽 조절점이다.
⑤ 골반 주위는 중앙 조절점이다.

• 머리, 어깨(팔이음뼈), 골반은 몸쪽 조절점이며, 안정성을 제공한다.
• 손과 발은 먼쪽 조절점이며, 운동성을 제공한다.
• 앞쪽의 칼돌기(xiphoid process) 주위는 중앙 조절점이며, 바로잡기 반응을 제공한다.

193 다음에서 설명하는 평가 도구로 맞는 것은?

> 다발성 경화증, 엉덩관절 골절, 뇌졸중 등의 환자 평가
> 영역(6가지) : 식사, 착탈의, 목욕, 화장실 동작, 옮겨타기, 배설 조절
> 척도 : 독립(1), 도움(2), 수행 불가(3)
> 독립적인 것은 A, 완전 의존을 G로 나타냄

① FIM
② Kenny Self-care evaluation
③ MBI
④ Katz index
⑤ Klein-Bell ADL scale

[Katz index]
• 다발성 경화증, 엉덩관절 골절, 뇌졸중 등의 환자 평가
• 영역(6가지) : 식사, 착탈의, 목욕, 화장실 동작, 옮겨타기, 배설 조절
• 척도 : 독립(1), 도움(2), 수행 불가(3)
• 독립적인 것은 A, 완전 의존을 G로 나타냄

정답 191 ⑤ 192 ② 193 ④

194 뇌졸중으로 인한 편마비의 상지에 대한 CI 치료(constraint-induced movement therapy)로 옳은 것은 어느 것인가?

① 건측 상지를 구속한다.
② 만성기에는 적용되지 않는다.
③ 물리치료사의 근위 감시하에 실시한다.
④ 수동 관절 가동 범위 훈련을 장시간 하는 방법이다.
⑤ 환측 손가락은 Brunnstrom법 Ⅱ단계에 적용된다.

[억제 유도 치료(CIMT)]
- 건측의 사용을 억제하여 환측을 사용하는 빈도를 강제적으로 증가시키는 기법
- 뇌졸중 만성, 아급성기 환자에게 적용
- 대상 환자는 환측 상지의 손목과 손가락의 폄이 어느 정도 가능하고, 운동 기능 회복이 좋은 환자를 대상으로 함

195 프리드리히 조화운동불능증에 대한 설명으로 옳지 않은 것은?

① 척수소뇌변성증의 한 종류이다.
② 요족과 척추옆굽음증이 나타난다.
③ 조화운동불능성 보행이 나타난다.
④ 심장근육은 침범하지 않는다.
⑤ 팔다리의 진동 감각과 위치 감각이 소실된다.

[프리드리히 조화운동불능증]
- 척수소뇌변성증의 종류 중 하나임
- 조화운동불능성 보행, 팔다리의 협응 불능
- 비대성 심근 병변
- 당뇨병
- 심장근육을 침범함
- 바빈스키 징후 양성
- 요족과 척추옆굽음증이 나타남

④ 프리드리히 운동실조는 점차 진행하는 운동 장애가 특징으로 심할 경우 심장근육을 침범함

196 장기 침상 환자에게 압박 궤양이 발견되었을 때, 가장 먼저 시행해야 할 것은?

① 환부를 촉촉하게 유지할 것
② 환부의 청결
③ 자외선 치료
④ 장기간 압박 제거
⑤ 거즈로 감싸 고정

압박 궤양의 경우 압박을 가장 먼저 피해야 한다.

정답 194 ① 195 ④ 196 ④

197 허혈성 심질환에서 운동부하 시험의 중단 기준은 어떤 것인가?

① 안면홍조
② 수축기 혈압 저하
③ 1도 방실 차단
④ 심전도 ST 부분 1mm 저하
⑤ 발작성 상실성 부정맥의 산발

[운동부하 검사 절대적 중단 기준]
- Q파 없는 ST 분절의 1mm 초과 상승
- 수축기 혈압이 10mmHg 초과 저하
- 중등도 이상의 협심증
- 청색증이나 창백
- 지속적인 심실성 빈맥
- 운동실조
- 현기증
- 환자가 원하는 경우

[운동부하 검사 상대적 중단 기준]
- ST 분절 또는 QRS의 변화
- 수축기 혈압 250mmHg 초과
- 이완기 혈압 115mmHg 초과
- 가슴 통증, 피로, 호흡곤란의 증가
- 파행
- 하지근육 경련

198 적색근에 대한 설명으로 맞는 것은?

① 미토콘드리아가 적다.
② 수축 속도가 빠르다.
③ 신경 지배율이 낮다.
④ 피로율이 높다.
⑤ 자세유지근에 해당된다.

[type I 적색근(slow twitch fiber)]
- 근육섬유 직경 작다.
- 마이오글로빈 함량 높다.
- 미토콘드리아 많다.
- 산화율 높다.
- 글리코겐 함량 낮다.
- 수축 속도 느리다.
- 피로율 느리다.
- 신경 지배율 높다.
- 장거리 달리기 등 느린 활동
- 자세유지근 - 느린 근육

199 만성 폐쇄성 폐질환의 호흡에 대한 물리 치료로 옳은 것은 어느 것인가?

① 운동 중 숨 참기는 하지 않는다.
② 상지의 운동은 피한다.
③ 산소가 필요한 운동은 피한다.
④ 무산소성 대사 기능을 우선적으로 향상시킨다.
⑤ 운동 중 SpO_2는 80%를 유지하고 있으면 좋다.

② 상지와 하지 운동 모두 동반해야 한다.
③ 유산소 운동이 필요하다.
④ 무산소성 운동보다 유산소성 운동이 우선적이다.
⑤ SpO_2(산소포화도)의 정상 범위는 95~100%이다.

정답 197 ② 198 ⑤ 199 ①

200 전이성 골종양으로 옳은 것은 어느 것인가?

① 안정을 취하면 골절은 예방할 수 있다.
② 조골성 전이는 병적 골절은 적다.
③ 허혈로 인한 척수 마비는 서서히 진행한다.
④ 골전이에 의한 통증은 온열 요법을 실시한다.
⑤ 전립선 암의 골 전이는 엑스선 사진에서 골흡수 상을 나타낸다.

[전이성 골종양]
- 뼈 외의 다른 곳에서 생긴 암세포들이 혈관이나 림프관을 통하여 골조직으로 침범하여 뼈에 암을 일으키는 것
- 뼈 파괴 양상에 따라 용해성과 조골성으로 분류
- 통증 - 첫 번째 증상
- 뼈가 약해지면서 골절
- 척추, 골반, 갈비뼈, 두개골, 위팔, 다리의 긴뼈에서 흔하게 전이됨
- 척추로 전이된 경우의 대부분 흉추를 침범

② 조골성 전이는 전립선암, 유방암의 약 15~20%, 대부분 골용해성임

201 흉수 완전 손상 환자의 80%가 운동을 통한 넓은등근의 작용이 아닌 것은 어느 것인가?

① 팔굽혀펴기를 용이하게 한다.
② 골반을 제어한다.
③ 호흡 운동을 촉진한다.
④ 어깨이음뼈(shoulder girdle)를 고정한다.
⑤ 체간을 고정한다.

[호흡 운동 관련근]
= 가로막, 배근육, 갈비사이근

③ 흉수 완전 손상 환자의 경우 가로막은 침범하지 않았기 때문에 호흡 운동에는 이상이 없다.

202 다음 중 온열 효과가 아닌 것은 어느 것인가?

① 진통 ② 경련 감소
③ 부종 억제 ④ 조직 대사 항진
⑤ 국소 혈류량 증가

[온열의 생리적 효과]
- 국소 부위에 적용 시 혈관의 확장으로 혈류 증가
- 근경련 감소
- 신경 전도 속도 증가
- 결합조직의 뻣뻣함 감소
- 조직대사 항진
- 진통
- 만성 염증 호전

③ 부종 억제는 냉의 효과이다.

정답 200 ② 201 ③ 202 ③

203 멜라닌 세포의 악성화로 생기는 종양으로서 백인에게 발생하는 확률이 높으며, 피부에 발생하는 암 가운데 악성도가 가장 높은 피부 질환은?

① 림프절암
② 갑상샘암
③ 기저세포암
④ 편평상피세포암
⑤ 악성 흑색종

> 주로 백인에게서 발생하는 악성 흑색종은 피부암 가운데 가장 악성도가 높으며, 멜라닌 세포의 악성화로 인해 생기는 종양이다.

204 허리뼈에서 운동량이 가장 많은 부위로 맞는 것은?

① L1~L2
② L2~L3
③ L3~L4
④ L4~L5
⑤ L5~S1

> [허리뼈]
> • 기능 : 체중 지지, 충격 흡수, 운동성, 척수 보호
> • 굽힘, 폄, 돌림
> • 운동량이 가장 많은 곳 : L5~S1

205 뇌졸중 후 어깨손증후군으로 옳은 것은 어느 것인가?

① 체온 상승을 동반한다.
② 뇌졸중 발병 직후부터 발생한다.
③ 심한 편마비에서 많이 볼 수 있다.
④ 환측의 손과 배에 국한된 통증이 있다.
⑤ 초기에는 팔 전체에 심한 부종이 나타난다.

> ① 체온 상승을 동반하지는 않음
> ② 뇌혈관장애 발병 후 2~6주 뒤에 어깨손증후군이 나타남
> ④ 통증은 어깨와 손에 국한된다.
> ⑤ 초기에는 손에 심한 부종이 나타난다.

206 질환과 증후의 조합으로 옳은 것은 어느 것인가?

① 돌림근띠 파열 – Tinel sign
② 손목 터널 증후군 – Froment sign
③ 넙다리네갈래근 마비 – Trendelenburg sign
④ 무릎관절 내측 측부 인대 손상 – Anterior drawer sign
⑤ 아킬레스건 단열 – Thompson sign

> ① Tinel sign - 정중신경 마비 검사
> ② Froment sign - 자신경 마비 검사
> ③ Trendelenburg sign - 중간볼기근 마비 검사
> ④ Anterior drawer sign - 앞십자인대 안정성 검사

정답 203 ⑤ 204 ⑤ 205 ③ 206 ⑤

207 다음 중 턱관절에 대한 설명으로 맞는 것은?

① 경첩관절이다.
② 아래턱뼈와 마루뼈로 이루어진 관절이다.
③ 뼈와 뼈 사이에 관절원반이 존재한다.
④ 관절 사이에 연골이 존재하는 연골성 관절이다.
⑤ 탈구가 거의 일어나지 않는 안정적인 관절이다.

[턱(악)관절]
- 구성뼈 : 아래턱뼈(하악골) 관절돌기, 관자뼈(측두골) 아래턱오목(하악와)
- 두융기(과상)관절
- 인대 발달이 미약하여 탈구가 자주 일어남
- 보강 : 관절원반, 가쪽(외측)인대, 나비아래턱(접형하악)인대, 붓아래턱(경돌하악)인대

208 류마티스 관절염 환자의 관절 보호 방법으로 잘못된 것은 어느 것인가?

① 레버를 사용한 수도꼭지의 개폐
② 양손을 사용하여 그릇을 쥠
③ 손바닥으로 휠체어의 브레이크 조작
④ 식사 시의 목 앞굽음에 의한 도달 대상
⑤ 기울어진 매트를 이용해서 의자에서 일어서기

[류마티스 관절염 환자의 관절 보호 방법]
- 새끼손가락 방향으로 손 움직임이 일어나지 않도록 함
- 방문 손잡이 돌리기, 행주나 간단한 세탁물짜기 등을 할 때 엄지손가락 방향으로 함
- 손가락 대신 손바닥을 사용
- 침상 안정을 하는 경우 딱딱한 침대를 사용
- 기울어진 매트를 이용해서 의자에서 일어서기
- 관절에 긴장을 주는 활동은 피함
- 변형을 유발하는 자세를 예방

④ 자세 변형을 유발하는 움직임이다.

209 엄지손가락의 관절 가동 범위 측정법에서 제1손허리뼈가 기본 축인 것은 어느 것인가?

① 노뼈측 편위
② 자뼈측 편위
③ 뒤침
④ 엄지 굽힘(MCP 관절)
⑤ 검지 폄(IP 관절)

① 노뼈측 편위 관절 가동 범위 측정 축 : 알머리뼈의 뒤쪽
② 자뼈측 편위 관절 가동 범위 측정 축 : 알머리뼈의 뒤쪽
③ 뒤침의 관절 가동 범위 측정 축 : 자뼈의 붓돌기
⑤ 검지 폄(IP 관절) 관절 가동 범위 측정 축 : 2번째 손허리손가락 관절의 뒤쪽면

정답 207 ③   208 ④   209 ④

210 Thomas 시험이 양성인 경우 가동 범위 제한이 있는 부위는 어느 것인가?

① 어깨관절 ② 허리뼈
③ 엉덩관절 ④ 무릎관절
⑤ 발목관절

[Thomas test]
- 엉덩허리근의 구축 유무 검사
- 바로 누운 자세에서 비검사측 무릎관절을 양손으로 잡고 가슴쪽으로 당긴다.
- 내려져 있는 검사측의 엉덩허리근에 구축이 있으면 비검사측 다리를 가슴까지 당기지 못한다.
- 또는 비검사측 다리를 가슴까지 당길 때 검사측 다리의 무릎관절에서 굽힘이 발생한다.

211 팔꿉관절 굽힘 시 위팔두갈래근의 작용에 대한 협동근은?

① 위팔세갈래근 ② 원엎침근
③ 뒤침근 ④ 팔꿈치근
⑤ 위팔노근

팔꿉관절 굽힘 시 위팔두갈래근의 뒤침 작용을 방지하기 위하여 원엎침근이 협동근으로 작용

212 야구팔꿈치(투구 동작 반복으로 생기는 팔꿈치장애)로 진단된 환자가 스포츠 복귀를 목표로 외반 스트레스에 대한 어깨관절 보호를 목적으로 한 근력 훈련을 실시하였다. 어떤 근육을 주로 사용하는가?

① 자쪽손목굽힘근 ② 노쪽손목폄근
③ 위팔노근 ④ 원엎침
⑤ 손가락폄근

[야구팔꿈치]
- 팔꿈치의 내측 위관절융기(medial epicondyle)에 발생하는 염증성 질환
- 팔꿈치 내측 뼈에는 자쪽손목굽힘근, 노쪽손목굽힘근, 얕은손가락굽힘근들이 힘줄에 붙어 있음
- 이에 따라 투구 시 손목 굽힘에 따른 팔꿈치 내측의 통증과 압통 발생

정답 210 ③ 211 ② 212 ①

213 하지 절단 수술에서 절단 부위의 부종 관리에 대한 설명으로 적절한 것은 어느 것인가?

① 절단 부위의 여러 곳에서 둘레를 측정한다.
② 압박붕대는 실밥 제거 후 감는다.
③ 압박붕대는 근위부 정도로 바짝 감는다.
④ 압박붕대는 몸쪽에서 먼쪽으로 감는다.
⑤ 부종이 하루 안에 변화가 있을 경우 운동을 하지 않는다.

② 압박붕대는 실밥 제거 전에 감는다.
③ 압박붕대는 근위부는 느슨하게 감고, 원위부는 단단하게 감는다.
④ 압박붕대는 먼쪽에서 몸쪽으로 감는다.
⑤ 부종이 하루 안에 변화가 있을 경우 운동을 실시한다.

214 레이노드 환자에게 진단할 수 있는 검사는?

① 에드손 검사
② 알렌 검사
③ 루스 검사
④ 밀리터리 프레스 검사
⑤ 호프만 검사

- 레이노드의 경우 동맥의 순환이 안되어 나타나는 질병으로 순환검사를 시행한다.
- 에드손 검사 : 가슴문증후군 검사에 대한 설명이다.
- 알렌 검사 : 노동맥과 자동맥이 손에 충분한 혈액을 공급하는지에 여부를 진단
- 루스 검사 : 가슴문증후군 검사에 대한 설명이다.
- 호프만 검사 : 환자의 가운데 손가락 손톱 끝을 압박하면 엄지, 시지, 중지가 구부러지는 징후

215 척수 손상 환자에서 볼 수 있는 자율신경 과반사에 대해 옳은 것은 어느 것인가?

① T6 이상 척수 손상에서 발생한다.
② 하지 거상의 증상은 경감한다.
③ 기립 부하에서 발생한다.
④ 저혈압을 나타낸다.
⑤ 빈맥을 나타낸다.

[자율신경 반사 부전, 자율신경 반사 항진(automatic dysreflexia)]
- T6 이상 척수 손상 환자들한테 나타남
- 발생 기전은 방광의 팽창, 온각, 통각의 자극, 내장의 팽만 등임
- 증상으로는 고혈압, 안면홍조, 느린맥, 두통, 코막힘, 호흡곤란, 실신 등이 있음

정답 213 ①   214 ②   215 ①

216 다음 중 막미로에 대한 설명으로 맞는 것은?

① 가운데 귀의 일부이다.
② 위치 감각을 감지하는 막성 반고리관이 있다.
③ 회전 감각을 감지하는 둥근주머니와 타원주머니가 있다.
④ 내림프액이 차 있다.
⑤ 신체의 균형을 담당하는 코르티나선기가 있다.

[막미로]
- 둥근주머니(구형낭), 타원주머니(난형낭) : 안뜰 부위(전정부), 머리의 위치 감각을 감지
- 막성 반고리관 : 머리의 회전 감각을 감지
- 와우관 : 코르티나선기에서 청각을 감지

217 파킨슨병 환자에게 다리 떨림 증상이 있어도 바닥에 세워놓은 막대를 넘는 것은 가능하다. 이러한 특징을 이용한 훈련 방법은 어느 것인가?

① 수중 보행 훈련
② 추를 이용한 근력 강화 훈련
③ 리듬 소리에 맞추어 보행 훈련
④ 균형대를 이용한 몸을 바르게 하고 앉는 훈련
⑤ 실내자전거를 이용한 유산소 운동

[파킨슨병 환자에게 목적 지향적인 과제 적용]
- 기저핵에서 발생하는 자동화된 운동 조절 능력 향상
- 도파민 부족으로 발생하는 증상의 감소
- 의식적인 보행 패턴 유도

218 치아핵에 대한 설명으로 맞는 것은?

① 대뇌 의지 운동 억제와 섬세한 손 운동 조절
② 서 있는 자세에서 중력을 지탱
③ 뼈대근육의 고유 감각과 긴장에 관여
④ 공간 상에서의 평형 및 회전 감각 조절
⑤ 본능적 행동과 정서 반응을 주재

[소뇌핵]
- 치아핵(치상핵 : dental nucleus) : 대뇌 의지 운동 억제와 섬세한 손 운동에 관여
- 마개핵(전상핵 : endoiform nucleus) : 서 있는 자세에서 중력을 지탱하는데 관여
- 둥근핵(구상핵 : globose nucleus) : 뼈대근육의 고유 감각 및 긴장에 관여
- 꼭지핵(실정핵 : fastigeal nucleus) : 공간 상에서의 평형 및 회전 감각 조절에 관여

정답 216 ④ 217 ③ 218 ①

219 가시사이인대에 대한 설명으로 맞는 것은?

① 가시돌기와 가시돌기를 연결한다.
② 가로돌기와 가로돌기 사이를 연결한다.
③ 인접한 척추뼈고리판을 연결한다.
④ 가시돌기를 가로질러 뻗어 있다.
⑤ 척주의 급격한 굽힘을 방지한다.

[인대]
- 앞세로인대(전종인대) : 넓고 척추사이 원판과 척추뼈를 강하게 붙잡고 있어 지지 역할과 함께 척주의 젖힘을 방지
- 뒤세로인대(후종인대) : 척주 뒤에서 척주의 급격한 굽힘을 방지
- 가시사이인대(극간인대) : 가시돌기와 가시돌기를 연결
- 가시끝인대(극상인대) : 가시돌기를 가로질러 뻗어 있음
- 가로돌기사이인대(횡돌간인대) : 가로돌기와 가로돌기 사이를 연결
- 척추뼈고리사이인대(황색인대) : 인접한 척추뼈고리판(추궁판)을 연결

220 운동 학습에 대한 설명으로 올바른 것은 어느 것인가?

① 물리치료사는 환자에게 내재적 피드백을 준다.
② 내부 모델의 형성에는 감각 피드백이 필요하다.
③ 감각 정보 없이 새로운 운동 과제를 학습할 수 있다.
④ 피드 포워드는 수행 중인 운동의 궤도 수정에 사용된다.
⑤ 지도자가 주는 피드백은 운동 학습의 성립에 필수이다.

① 물리치료사는 환자에게 외재적 피드백을 준다.
③ 감각 정보 없이 새로운 운동 과제를 학습할 수 없다.
④ 피드백에 대한 설명이다.
⑤ 지도자가 주는 피드백은 운동 학습에 필수적이지는 않다.

221 바닥층에 대한 설명으로 맞는 것은?

① 혈관과 신경이 분포
② 각질유리 상의 과립 함유
③ 세포의 각질화가 일어남
④ 지문 형성
⑤ 멜라닌 색소를 함유하여 피부색을 결정

[피부의 구조]
- 각질층 : 세포의 각질화 층, 표면에서 박리와 탈락이 일어남
- 투명층 : 광택이 나는 층
- 과립층 : 각질유리질 상의 과립 함유
- 바닥층 : 멜라닌 색소 함유, 피부색 결정

정답 219 ① 220 ② 221 ⑤

222 노인의 근력에 대한 설명으로 잘못된 것은 어느 것인가?

① 근 단면적은 감소한다.
② 상지보다 하지의 근력 저하가 크다.
③ 근력 강화에 의해 근육섬유 비대가 기대된다.
④ 유형Ⅱ 섬유보다 유형Ⅰ 섬유의 위축이 우위이다.
⑤ 근력 강화의 초기 효과는 동원되는 운동 단위가 증가하는 데 따른 것이다.

[노화에 따른 근육뼈대 계통의 변화]
- 뼈대의 변화 : 뼈밀도, 뼈강도 감소, 골다공증
- 근육의 변화 : 근육 크기와 수가 감소(Ⅱ형 근섬유), 근력의 저하와 근육 조절 능력의 저하
- 관절의 변화 : 수분 탈수 및 인대와 힘줄 및 관절연골의 섬유화
④ 노인의 경우 빠른 움직임과 근력 운동을 담당하는 Ⅱ형 근섬유의 크기와 수가 감소하며, 지구력을 담당하는 Ⅰ섬유의 경우 크게 변화하지 않는다.

223 변형성 엉덩관절관절증에 대해 인공엉덩관절치환술을 시행했다. 수술 후 엉덩관절의 탈구를 유발하기 가장 쉬운 지위는 어느 것인가?

① 굽힘, 모음, 안쪽돌림
② 굽힘, 벌림, 안쪽돌림
③ 폄, 모음, 가쪽돌림
④ 폄, 모음, 안쪽돌림
⑤ 폄, 벌림, 안쪽돌림

[인공엉덩관절치환술 수술 후 탈구를 방지하기 위한 주의 사항]
- 탈구를 유발하는 굽힘, 모음, 안쪽돌림 자세를 피한다.
- 다리 사이에 2~3개의 베개를 두어 엉덩관절의 모음 방지
- 침대를 보통 45° 이상으로 올리지 않는다.
- 소변기를 사용하도록 한다.

224 뇌졸중 환자의 삼킴장애로 올바른 것은 어느 것인가?

① 수분보다 젤리가 잘못 삼키기 쉽다.
② 급성기보다 만성 단계에서 높은 빈도로 발생한다.
③ 앉은 자세보다 뒤로 젖힌 자세가 잘 삼킬 수 있다.
④ 편측장애가 아닌 비마비측에 목을 돌림한다.
⑤ 식사 중에는 잘못 삼켜 목이 메이는 일은 없다.

① 수분이 젤리보다 삼키기 어렵다.
② 삼킴장애는 급성기에서 주로 나타난다.
④ 마비측으로 머리를 돌림함으로써 삼킴장애를 완화시킬 수 있음
⑤ 삼킴장애는 식사 중에도 발생함

정답 222 ④   223 ①   224 ③

225 종아리뼈에 대한 설명으로 맞는 것은?

① 무릎관절 위를 지나는 힘줄 속에 존재하는 종자뼈이다.
② 종아리를 구성하는 안쪽에 위치하는 뼈이다.
③ 먼쪽은 팽대되어 안쪽융기를 형성한다.
④ 먼쪽 끝의 아래는 목발뼈와 관절을 이룬다.
⑤ 체중 부하를 거의 받지 않는다.

[종아리뼈(비골)]
- 종아리(하퇴)를 구성하는 가쪽(외측)의 가느다란 뼈
- 종아리뼈의 양쪽 끝은 팽대되어 몸쪽은 종아리뼈 머리, 먼쪽은 가쪽복사뼈를 형성
- 종아리뼈 머리는 체중 부하를 받지 않음
- 먼쪽은 발목과 관절을 이루며, 가쪽으로 돌출되어 가쪽융기를 형성

226 다음 호르몬에 대한 설명으로 맞는 것은?

① 갑상샘은 뇌하수체 뒤엽의 조절을 받는다.
② 췌장의 B-cell은 혈당을 상승시키는 호르몬을 분비한다.
③ Oxytocin은 뇌하수체 뒤엽에서 분비되며, 출산을 돕는다.
④ Renin은 콩팥에서 분비되며, 혈압을 낮추는 역할을 한다.
⑤ 갑상샘에서는 칼시토닌이 분비된다.

[분비 호르몬]
- 뇌하수체 뒤엽 → Oxytocin → 분만

227 정중신경장애로 마비의 원인이 되는 근육은 어느 것인가?

① 엄지모음근
② 긴엄지굽힘근
③ 등쪽 뼈사이근
④ 긴노쪽손목폄근
⑤ 자쪽손목굽힘근

[정중신경병증]
- C6, C7, C8, T1 손상
- 원인 : 위팔뼈위관절융기 손상, 아래팔 골절로 인한 볼크만 허혈성 구축, 원엎침근증후군, 콜레스 골절, 반달뼈의 앞쪽 탈구, 손목굴증후군
- 마비되는 근육 : 엎침근, 원엎침근, 네모엎침근, 엄지두덩근육, 엄지맞섬근, 집게손가락굽힘근, 엄지굽힘근, 노쪽손목굽힘근
- 보조기 : 맞섬 부목 사용
- 운동 : O형 만들기

① 엄지모음근 – 자신경이 지배
③ 등쪽뼈사이근 – 자신경이 지배
④ 긴노쪽손목폄근 – 노신경이 지배
⑤ 자쪽손목굽힘근 – 자신경이 지배

정답 225 ⑤   226 ③   227 ②

228 특발성 측만증의 운동 요법으로 옳은 것은 어느 것인가?

① 측만 체조의 하나로 Bohler 체조가 있다.
② 허리뼈의 정렬을 위해 복근 운동을 한다.
③ 체간의 돌림 운동은 척추의 돌림 변형을 조장한다.
④ 비대칭적인 운동은 볼록한 쪽의 근의 신장을 목적으로 진행된다.
⑤ 보조기 장착 기간 동안 보조기를 분리하고 체조를 실시한다.

① Bohler 체조는 척추 압박 골절 시 시행하는 운동이다.
④ 비대칭적인 운동은 볼록한 쪽의 근육 강화를 목적으로 한다.
⑤ 운동은 보조기를 착용한 채 실시한다.

229 보행 시 뒤쪽 왼쪽 발의 발꿈치 닿기부터 앞쪽 오른 발의 발꿈치 닿기까지의 거리 설명 중 옳은 것은?

① 한 발짝 거리
② 왼쪽 한 걸음 길이
③ 왼쪽 한 발짝 길이
④ 오른쪽 한 걸음 길이
⑤ 오른쪽 한 발짝 길이

다음은 오른쪽 한 발짝 길이에 관한 설명이다.
• 보폭 : 한쪽 발의 heel strike에서 동측 측 발 heel strike의 사이의 거리 (Hip joint의 위치가 낮을수록 길다)
• 한 발짝 : 한쪽 발의 heel strike에서 반대 측 발 heel strike의 사이의 거리
• 양발 너비 : 좌우 발 사이의 폭, 2~4inch

230 65세 남성이 복장뼈 정중 절개에 의한 종격종양적출술 후 3일이 지나 왼쪽 상하엽구에 가래가 많이 쌓인다. 이 시기의 물리 치료로 적절하지 않은 것은? 2개 고르시오.

① 천천히 깊은 복식 호흡
② 우측와위로 체위배담
③ 가슴우리(흉곽) ROM 운동
④ 팔다리(사지) CPM 훈련
⑤ 몸통(체간) 회선 운동

수술 초기이기 때문에 ③, ⑤는 금기증이다.

정답 228 ② 229 ③ 230 ③, ⑤

231 다음 설명에 맞는 것은?

> 종아리의지에 가장 많이 사용된다.
> 관절 장치 없다.
> 발목관절 운동이 제한되어 있다.
> 굽 높은 구두도 신을 수 있다.

① SACH 의족
② PTS 소켓
③ 다축 발목관절
④ 단축 발목관절
⑤ PTB 소켓

[SACH 의족]
- 종아리의지에 가장 많이 사용
- 쿠션힐이 있어 충격을 heel strike ~입각기까지 완화
- 관절 장치 없음 : 이동이 자연스러우며, 원활한 보행이 가능
- Heel 쪽의 쿠션 작용(발 뒤꿈치를 닿을 땐 충격 흡수, 입각기에는 발바닥의 반동력을 이용)
  → 단순하고, 조용함, 안정성이 좋음, 외형상 보기 좋음, 굽 높은 구두도 신을 수 있음
- 발목관절 운동의 제한
  → 고령의 환자, 의족의 뒤꿈치가 불충분하게 눌리면 보행이 어려움, 쿠션힐의 탄성을 잃으면 구두 전체를 바꿈

232 보행 주기에서 왼쪽 : 오른쪽 디딤기의 비율이 2 : 1일 때, 손상 받은쪽 다리와 의심되는 병변으로 옳은 것은?

① 양쪽 다리 - 퇴행성 관절염
② 왼쪽 다리 - 무릎관절염
③ 왼쪽 다리 - 근육 좌상
④ 오른쪽 다리 - 근육 가성 비대
⑤ 오른쪽 다리 - 무릎관절염

보행 주기에서 보행 비율이 오른쪽 디딤기가 왼쪽 디딤기의 50%일 때 오른쪽 다리가 손상되었음을 알 수 있다.

233 뇌성마비 경직형 양마비를 앓는 어린이의 보행 특징으로 적절한 것은 어느 것인가?

① 중심의 상하 움직임이 작다.
② 골반의 돌림이 크다.
③ 엉덩관절의 안쪽돌림이 크다.
④ 보폭이 크다.
⑤ 보행율이 크다.

[뇌성마비 보행]
- 보행 속도 느림
- 보폭 좁음
- 가위 보행
- 엉덩관절의 안쪽돌림이 큼
- 보행율 작음
- 발끌림 현상

정답 231 ① 232 ⑤ 233 ③

234 65세 남성이 파킨슨병을 앓고 있다. 양쪽 팔의 떨림, 자세 및 다리가 굽혀지는 현상이 있다. 입원 중 약물 요법과 운동 요법에 의해 실내 보행이 가능하게 되었지만 낙상의 위험이 있다. 퇴원 전 지도로 적절하지 않은 것은?

① 화장실에 난간을 설치한다.
② 옷을 가벼운 것으로 바꾼다.
③ 보행 시작 전에 스트레칭을 한다.
④ 변기의 높이를 무릎의 위치보다 높게 한다.
⑤ 바닥 카펫을 부드러운 것으로 바꾼다.

① 화장실은 파킨슨병 환자에게 가장 위험한 장소 중 하나이다. 화장실 타일이 미끄럽기 때문에 난간을 설치하여 낙상 사고를 방지한다.
② 옷을 좀 더 빠르고 쉽게 입기 위하여 되도록이면 헐렁하고 가벼운 옷이 좋다.
③ 파킨슨병에서는 보행 시 구부정한 자세가 되기 쉽기 때문에 보행 시작 전에 스트레칭을 하는 것이 도움이 된다.
④ 변기의 높이를 무릎의 위치보다 높게 하여 변기에서 일어나기 쉽도록 한다.
⑤ 파킨슨병 환자는 균형 감각을 잃고 넘어지는 일이 생길 수 있기 때문에 집안 바닥 카펫 재질을 미끄럽지 않은 것으로 찾아 깔아 준다.

235 체중 55kg인 45세 여성이 급성 심근경색 회복기에 들어 운동 부하 시험을 실시하는데 산소 섭취량 770mL/분까지 안전성이 확인되었다. 이 환자가 할 수 있는 레크리에이션의 최대 수준은 어느 것인가?

① 라디오 체조
② 배드민턴 (단식 경기)
③ 테니스 (단식 경기)
④ 조깅
⑤ 등산

[업무 수행에 필요한 작업 대사량 (MET)과 산소 섭취량]
• 다음 표를 참고 하세요.

업무 구분	MET	산소 섭취량(mL/kg/min)
좌식 업무	1.5~2.1	5.3~7.4
가벼운 업무	2.2~3.5	7.7~12.3
중등도 업무	3.6~6.3	12.6~22.1
힘든 업무	6.4~7.5	22.4~26.3
아주 힘든 업무	>7.5	>26.3

정답 234 ⑤ 235 ①

236 신장 170cm, 체중 60kg인 70세 남성이 진구성 심근경색에 의한 만성 심부전, NYHA(New York Heart Association, 1964) Ⅱ등급이다. 의사의 지시에 따라 집에서 심장 재활을 실시하고 있다. 집에서의 재활 치료로 옳은 것은?

① 최대한 수분 섭취를 한다.
② 체중 증가는 영양 개선의 좋은 지표이다.
③ 보그 지수 15 정도의 운동을 권한다.
④ 안정을 취할 때 호흡곤란이 있는 날은 운동을 쉰다.
⑤ 휴식 시간을 길게 하여 에너지 소비를 감소시킨다.

[NYHA 분류]
- Class 1 : 일상 생활로 증상이 발생하지 않음
- Class 2 : 일상 생활로 증상이 발현하나 휴식을 취하면 증상이 소실
- Class 3 : 약간의 활동으로도 증상이 유발
- Class 4 : 활동의 경중과 무관하게 증상이 발현하고 휴식을 취해도 증상이 소실되지 않음

237 팔꿈관절의 운반각에 대한 설명으로 맞는 것은?

① 위팔의 세로축과 아래팔의 가로축이 이루는 각이다.
② 안굽이팔꿈치는 운반각의 각도가 5~10°보다 클 때이다.
③ 밖굽이팔꿈치는 운반각의 각도가 5~10°보다 작을 때이다.
④ 안굽이팔꿈치가 밖굽이팔꿈치보다 발생 빈도가 더 높다.
⑤ 밖굽이팔꿈치는 총상 기형이라고도 한다.

[운반각]
- 위팔의 세로축과 아래팔의 세로축이 이루는 각
- 안굽이팔꿈치(총상 기형) : 운반각의 각도가 5~10° 보다 작을 때
- 밖굽이팔꿈치 : 운반각의 각도가 5~15° 보다 클 때
- 안굽이팔꿈치의 발생 빈도가 더 높다.

238 서 있는 자세에서 중력 지탱에 관여하는 소뇌핵으로 맞는 것은?

① 치아핵   ② 마개핵
③ 둥근핵   ④ 꼭지핵
⑤ 바닥핵

[소뇌핵]
- 치아핵(치상핵 ; dental nucleus) : 대뇌 의지 운동 억제와 섬세한 손 운동에 관여
- 마개핵(전상핵 ; endoiform nucleus) : 서 있는 자세에서 중력을 지탱하는데 관여
- 둥근핵(구상핵 ; globose nucleus) : 뼈대근육의 고유 감각 및 긴장에 관여
- 꼭지핵(실정핵 ; fastigeal nucleus) : 공간 상에서의 평형 및 회전 감각 조절에 관여

정답 236 ④   237 ④   238 ②

239

1년 2개월 된 남자 아이가 생후 6개월 무렵 건강 검진에서 운동 발달 지체가 지적되어 지역 보육 센터를 다니게 되었다. 경직형 양측 마비가 진단되어 주 1일 외래 물리 치료가 시작되었다. 팔을 지지한 상태로 몇 초간 척추뒤굽음증(kyphosis) 자세로 앉은 자세 유지가 가능하다. 이 시기의 생활 요법으로 적절한 것은?

① 다리의 보호폄 반응의 촉진
② 팔의 수동적 관절 가동 범위 훈련
③ 엎드린 자세로 몸통 폄 운동
④ 네발기기로 자세 유지 훈련
⑤ 부축 보행

> 척추의 뒤굽음증(kyphosis)을 교정하기 위하여 엎드린 자세에서 몸통 폄 운동을 실시한다.

240

Seddon의 신경 손상 분류에서 신경 절단에 해당하는 내용으로 맞는 것은?

① 축삭 연속의 상실성이 없다.
② 신경섬유와 섬유막을 싸고 있는 모든 막의 단절이다.
③ 신경섬유막의 손상은 없다.
④ Wallerian 변성은 나타나지 않는다.
⑤ EMG 상 세동전위와 양성극파가 나타나지 않는다.

> ①, ④, ⑤는 신경 차단
> ③은 축삭 단열

241

눈둘레근의 이는곳과 닿는곳으로 맞는 것은?

① 광대뼈 및 입둘레근에서 이는곳, 눈 주위 피부에 닿는곳
② 위턱과 아래턱의 바깥면에서 이는곳, 눈 주위 피부에 닿는곳
③ 뒤통수뼈에서 이는곳, 눈 주위 피부에 닿는곳
④ 위턱뼈와 이마뼈에서 이는곳, 눈 주위 피부에 닿는곳
⑤ 아래턱에서 이는곳, 눈 주위 피부에 닿는곳

> [눈둘레근]
> - 위턱뼈(상악뼈)와 이마뼈에서 이는곳(기시)이며, 눈 주위 피부에 닿는곳(정지)
> - 둥근띠 모양으로 눈을 둘러싸는 조임근
> - 눈을 감거나 깜박이는 작용
> - 눈물샘 주변을 자극하여 눈물이 잘 흐르도록 함
> - 수축 시 눈꼬리에 주름 형성

정답 239 ③   240 ②   241 ④

242 조직이 유착되어 있을 때 주로 사용되며, 주로 힘줄염 혹은 깊은 부위의 마사지 방법으로 옳은 것은?

① 경찰법(effleurage)
② 유찰법(petrissage)
③ 마찰법(friction)
④ 경타법(tapotement)
⑤ 진동법(vibration)

243 38세 여성이 왼쪽 유방암으로 인해 액와림프절곽청술과 유방보존술을 받았다. 수술 2개월 후 왼쪽 아래팔(전완)부터 손까지 종창이 보였다. 열은 없다. 환측 부위의 치료 방법으로 잘못된 것은 어느 것인가?

① 등척성 운동
② 취침 시 거상
③ 압박붕대
④ 강찰법 마사지
⑤ 간헐적 공기 압박 요법

244 척추원반과 척추뼈를 강하게 붙잡고 있어 척주의 젖힘을 방지하는 인대는?

① 가시끝인대
② 가시사이인대
③ 앞세로인대
④ 뒤세로인대
⑤ 척추뼈고리사이인대

---

① 경찰법(effleurage) : 손바닥을 넓게 펴서 환자의 피부에 대고 먼쪽에서 몸쪽으로 쓰다듬는 기술이다.
② 유찰법(petrissage) : 근육의 약화가 있을 때 근육 내에 생성된 노폐물을 제거하기 위해 이용되며, 정맥혈의 환원을 보조하거나 유착조직을 제거하기 위해 적용된다.
④ 경타법(tapotement) : 이완보다는 자극을 목적으로 할 때 주로 이용되며, 경기력 증대 수단이 될 수도 있고, 치료적으로는 말초마비나 이완성 마비에서 근수축의 증진을 위해 사용되기도 한다.
⑤ 진동법(vibration) : 말초신경염의 진정 효과를 얻기 위해 적용된다.

[강찰법 마사지]
• 강하게 마찰하는 방법이라는 뜻으로 피부에 강한 자극을 주어 강한 회전 운동으로 문지르는 방법을 말한다.

[앞세로인대]
• 넓고 척추원반과 척추뼈를 강하게 붙잡고 있어 지지 역할과 함께 척주의 젖힘을 방지

정답 242 ③ 243 ④ 244 ③

245 Type Ⅱ 섬유의 특징으로 맞지 않는 것은?

① 근섬유의 직경이 크다.
② 마이오글로빈 함량이 낮다.
③ 민첩한 운동 시 사용된다.
④ 신경 지배율이 낮다.
⑤ 피로에 강하다.

[type Ⅱ 백색근(fast twitch fiber)]
• 근육섬유 직경 크다. 마이오글로빈 함량 낮다. 미토콘드리아 적다. 산화율 낮다. 글리코겐 함량 높다. 수축 속도 빠르다. 피로율 빠르다. 신경 지배율 낮다. 점프 등 순발력, 민첩한 운동-빠른근육

246 무릎을 폄한 상태에서 발의 발등 굽힘에 제한이 일어난다면 무엇 때문인가?

① 장딴지근의 능동 불충분
② 가자미근의 수동 불충분
③ 장딴지근의 수동 불충분
④ 가자미근의 능동 불충분
⑤ 긴발가락굽힘근의 능동 불충분

[수동 불충분]
• 근육의 이는곳과 닿는곳이 너무 과도하게 멀어져서 더 이상 늘어날 수 없는 상태

247 6세 된 경직형 양측 마비가 온 남자 아이가 평행봉에서 걸음마 연습을 할 때 주의를 주면 곧 잘 걷지만 곧 다리의 평발과 무릎관절 굽힘이 되기 쉽다. 보조기의 처방으로 적절한 것은? 2개 고르시오.

① 바깥쪽에 스트랩을 붙인다.
② 아치 서포트를 붙인다.
③ 무릎뼈 패드를 부착한다.
④ 플레어 힐을 신는다.
⑤ 발뒤꿈치를 들어올린다.

② 보행 시 평발이 되기 쉬우므로 아치 서포트를 이용하여 발의 아치를 받쳐 준다.
③ 무릎관절이 힘이 없거나 구축으로 인해 굽혀지게 될 때 무릎을 펼 수 있게 하기 위하여 사용한다.

정답 245 ⑤ 246 ③ 247 ②, ③

248 내장신경 흥분 시 심박수가 감소하는 현상으로 맞는 것은?

① 대동맥 신경 반사
② 목동맥 소체 반사
③ 골즈 반사
④ 호흡 반사
⑤ 감각 자극 반사

[골즈 반사(Golz's reflex)]
• 내장신경의 흥분 시 심장박수 감소

249 Knee extension cage는 다리의 어떤 근육이 약화, 마비 시 사용되는가?

① Gluteal maximus
② Psoas major muscle
③ Quadriceps femoris
④ Hamstring
⑤ Tensor fasciae latae

[무릎 폄 케이지 (Knee extension cage)]
• 굽힘 구축 (knee flexion contracture) 때 무릎을 펴기 위해 patella pad와 함께, 넙다리네갈래근이 약하거나 마비가 되었을 때, 무릎을 고정시켜 보행을 할 때 사용
• 위치에 따라 안굽이 무릎 (외반슬; knock knee)이나 밖굽이 무릎 (내반슬; bow leg)을 교정

250 45세 여성이 40세 때 류마티스 관절염이 발병한 후 악화와 완화가 반복되고 있다. 왼쪽 무릎관절의 통증과 변형이 강하기 때문에 인공관절치환술을 고려하고 있다. 양손관절의 종창은 현저하지만 지팡이를 이용한 보행이 가능하다. 팔의 지지대와 지팡이의 선택으로 적절한 것은 어느 것인가?

① 오른쪽 팔에 T자 지팡이
② 왼쪽 팔에 네발지팡이
③ 오른쪽 팔발
④ 왼쪽 팔에 로프스트랜드 지팡이
⑤ 오른쪽 팔에 플래트홈 지팡이

• 왼쪽 무릎관절의 통증을 느끼는 환자이므로 지팡이는 오른쪽으로 짚어 왼쪽에 체중 부하를 줄인다.
• 류마티스 관절염이 침범된 관절은 부으면서 만지면 아프고 움직임이 제한된다. 그러므로 팔꿈관절을 굽혀서 지지할 수 있는 플래트홈 지팡이를 선택한다. 플래트홈 지팡이는 팔꿈관절의 굽힘 구축으로 완전히 팔꿈을 펼 수 없는 환자나 지팡이를 잘 붙잡지 못하는 환자들에게 자주 이용된다.
• 로프스트랜드 지팡이는 팔의 기능이 좋고 몸통 균형을 잘 잡는 환자와 팔의 폄근 근력이 좋은 환자에게 사용된다.

정답 248 ③   249 ③   250 ⑤

251 86세 여성이 가벼운 왼쪽 무릎의 퇴행성 관절염 때문에 지팡이를 사용하여 보행하지만 ADL은 스스로 해왔다. 갑자기 오른쪽 팔다리 근력 저하와 구음장애가 생겨 보행이 불가능하게 되어 발병 후 1시간 뒤에 구급차로 내원하게 되었다. 의식은 있으나 가벼운 근력 저하가 인지되었다. 입원 2시간 후 근력은 서서히 원상태로 돌아오고 발음도 정상이 되었다. 머리 MRI과 MRA에 이상한 점은 없었다. 항응고제 조정을 위해 입원해 있기로 하였다. 이 환자에 대해 적절한 방침은 무엇인가?

① 입원 후 3일 간은 침상 안정을 취한다.
② 연하장애가 의심되므로 금식한다.
③ 양쪽 다리 근력 강화 훈련이 필요하다.
④ 보행 훈련은 7일 이후에 시작한다.
⑤ 지구력 훈련은 14일부터 시작한다.

- 문제의 환자는 일과성 뇌허혈 발작증(transient cerebral ischemic attack)으로 보인다. 일시적인 뇌혈류 부전으로 초래된 허혈성 뇌졸중 증상이 발생하고 나서 24시간 이내에 완전히 증상이 없어지는 것을 말한다.
- 환자는 현재 퇴행성 관절염을 앓고 있으므로 양쪽 다리 근력 강화 훈련이 필요하다.

252 다음 설명하는 내용으로 적합한 보조기는?

> T7 이하의 등뼈나 등허리뼈의 Scoliosis, Kyphosis 교정한다.
> 지역이나 도시 이름을 따라 불려진다.
> 성장에 따른 높이 조절 불가능하다.
> Neck ring이 없어 보조기를 옷으로 감출 수 있다.

① Underm orthosis   ② Knight-taylor
③ William   ④ SOMI
⑤ Halo brace

[언덜암 보조기 (Underm orthosis)]
- T7 이하의 등뼈나 등허리뼈의 Scoliosis, Kyphosis 교정
- 지역이나 도시 이름을 따라 불려짐(Boston brace, Wilmington brace …)

[장점]
- Neck ring이 없어 보조기를 옷으로 감출 수 있음
- 제작이 쉬움
- 어린아이들 쉽게 적응할 수 있음

[단점]
- 성장에 따른 높이 조절 불가능
- 보조기의 내부 순환장애로 피부에 문제점이 생기기 쉬움
- 가슴우리가 원통형으로 되기 쉬움
- T7 이상의 척추 커브는 조절할 수 없음

정답 251 ③ 252 ①

253 유산소 운동에 의한 심혈관계의 반응으로 맞지 않는 것은?

① 자율신경계 자극의 증가로 동방결절의 탈분극 횟수의 증가
② 심박수 증가와 일회 박출량 증가로 인한 심박출량의 증가
③ 활동근육의 혈류량 증가
④ 전체 말초 저항의 증가
⑤ 심박수와 수축기 혈압의 증가가 나타남

[심혈관계의 반응]
• 자율신경계 자극의 증가로 인한 동방결절의 탈분극 횟수의 증가, 심박수 증가
• 자율신경계의 직접적인 근수축성 반응으로 심근의 수축력 증가
• 심박출량의 증가
  ※ 심박출량 증가 요인 : 박출량 증가에 따른 심근 수축력 증가, 심박수 증가, 활동근육의 혈류량 증가, 활동 및 비활동근육의 정맥 순환에 대한 혈관 수축 증가, 전체 말초 저항의 감소

254 혈전에 대한 설명으로 맞는 것은?

① 종아리의 침범이 잦다.
② 대조욕이 적응증이다.
③ 혈관 속에서 굳어진 혈액의 덩어리이다.
④ 혈관 천자 시의 부주의로 발생 가능하다.
⑤ 동맥벽이 비정상적으로 확장되어 발생한다.

[혈전증]
• 혈관 속에서 굳어진 혈액덩어리가 생성(혈전)
• 혈전으로 인해 발생되는 질환
• 혈전증의 종류 : 심장성 혈전증, 동맥성 혈전증, 정맥성 혈전증, 수술 후 혈전증, 모세혈관 혈전증

255 70세 남성이 만성 폐쇄성 폐질환으로 VC 70%, FEV_1 75%이다. 이 환자에 대한 물리 치료 중 잘못된 것은 어느 것인가?

① 심정지 시의 포지셔닝 지도
② 숨을 참으면서 일어서는 훈련
③ 자전거 측력계로 지구력 훈련
④ 다리의 근력 강화를 위한 하프 스쿼트 훈련
⑤ 팔의 근력 강화를 위한 팔굽혀펴기 훈련

만성 폐쇄성 폐질환을 가진 환자들은 많은 기침과 종종 호흡 정지를 가지기 때문에 숨을 참으면서 힘을 가하면 호흡 정지의 위험이 있다.

정답 253 ④ 254 ③ 255 ②

256 24세 남성이 5일 전 교통사고로 제4, 5 목뼈가 골절되었다. 정복고정술을 실시하여 목뼈의 안전성은 확보되어 현재 ICU에서 치료 중이다. 의식은 있으나 인공호흡기에 의존하며, 탈착 시 frankel 분류 B 단계가 된다. 이 시기의 물리 치료에 적합하지 않은 것은?

① 호흡 훈련
② 앉은 자세 훈련
③ 다리 근력 강화 훈련
④ 팔다리 관절 가동 범위 훈련
⑤ 다리에 간헐적 공기가압

[Frankel의 분류 B단계]
- 불완전 손상, 운동 기능은 완전히 마비되었으며, 감각 기능만 유지된 상태를 말함

① 목뼈 손상 환자에게 호흡 훈련은 필수적인 훈련이다.
② 감각 기능은 유지된 상태이므로 앉은 자세를 통하여 자세에 대한 고유수용성 감각을 훈련시킨다.
③ 감각 기능만 유지되고 운동 기능은 완전히 마비된 단계이므로 근력 강화 훈련은 적합하지 않다.
④ 환자의 관절이 굳지 않도록 수동적인 관절 가동 범위 훈련을 한다.
⑤ 환자의 다리에 간헐적인 공기가압을 하여 다리정맥의 혈액 순환을 돕는다.

257 밖굽이 무릎에 대한 설명으로 맞는 것은?

① 정강뼈의 해부학적 축과 넙다리의 해부학적 축의 각 165° 보다 크다.
② 넙다리 가쪽과의 비후와 길이가 증가한다.
③ 정강뼈의 안쪽돌림과 넙다리의 바깥돌림을 동반한다.
④ 일반적으로 편측성으로 발생한다.
⑤ Q 각이 15° 이상이다.

[밖굽이 무릎(외반슬)]
- 넙다리의 해부학적 축과 정강뼈의 해부학적 축이 만나는 각이 165° 보다 작음
- Q 각이 15° 이상
- 밖굽이 무릎은 2차적으로 안굽이 엉덩관절이나 평발, 척추 기형을 동반할 수 있음
- 일반적으로 양측성으로 옴

정답 256 ③ 257 ⑤

258 70세 남성이 왼쪽 조가비핵(putamen) 출혈 발병 후 3개월이 경과하였다. 브룬스트롬 단계 팔 Ⅱ, 다리 Ⅲ이고, 보행은 네발지팡이를 사용한 실내 보행이 가능하며, 난간을 잡고 간신히 일어설 수 있다. 또한 왼쪽 팔의 지지가 없으면 균형이 무너지지만, 몸이나 다리가 벽에 기대어 있으면 서 있는 것이 가능하다. 이 환자가 자동 기능이 없는 좌식변기를 사용할 때 넘어질 위험이 높을 때는 언제인가?

① 변기 뚜껑을 열 때
② 변기에 앉을 때
③ 볼 일 후 닦을 때
④ 변기에서 일어설 때
⑤ 바지를 올릴 때

[브룬스트롬 회복 단계(brunnstrom recovery stage)]
- 팔 Ⅱ : 협동 동작이 발달되는데 보통 폄근 협동 동작보다 굽힘근 협동 동작이 먼저 나타난다.
- 다리 Ⅲ : 앉은 자세와 선 자세에서 연합 운동으로 엉덩관절 굽힘, 무릎관절 굽힘, 발목관절 발등 굽힘을 할 수 있다.

① 변기 뚜껑을 열 때 기대거나 지지 없이 상체를 숙여 뚜껑을 열어야 하므로 넘어질 위험이 가장 높다.

259 58세 남성이 파킨슨병 중증도 분류 Ⅲ 단계이고, 운동에 대한 의욕이 강하다. 운동 요법으로 적절하지 않은 것은?

① 봉체조
② 메트로놈을 이용한 제자리 걸음 운동
③ 보행 속도를 높여 보행 연습
④ 매트에서 엎드리기 연습
⑤ 표시를 따라 보행 연습

① 봉체조를 통하여 강직을 감소하고 유연성을 증진시킬 수 있다.
② 음악 연주에 쓰이는 메트로놈을 이용하여 외부에서 자극을 주는 것도 한 방법이다.
③ 파킨슨병 환자는 가속 보행을 하게 되며, 경증의 균형장애가 있는 단계에서 보행 속도를 높여 보행 연습을 하는 것은 좋지 않다.
④ 파킨슨병 초기에 몸통 회전 운동을 소실하기 때문에 매트에서 엎드리기 연습하여 몸통 회전 운동을 연습한다.
⑤ 걸음걸이 유지를 위하여 표시를 따라 보행 연습하게 한다.

[혼과 야의 중증도 분류]
0단계 : 임상 증상이 없다.
1단계 : 5대 증상이 몸통의 한쪽에만 나타난다.
2단계 : 5대 증상이 몸통의 양측에 나타나며, 균형의 장애는 없다.
3단계 : 경증의 균형의 장애가 있다. 하지만 스스로 움직임이 가능하다.
4단계 : 중증의 기능부전이 있다. 하지만 걷거나 서는 데 보조없이 가능하다.
5단계 : 휠체어에 의존하거나 침상 생활을 한다. 보조없이는 활동이 어렵다.

정답 258 ①   259 ③

260 도수 스트레칭 시 가장 주의해야 할 사항은?

① 빠르게 신장한다.
② 강하게 신장한다.
③ 통증을 넘어서서 신장한다.
④ 약간의 통증이 생기게 신장한다.
⑤ 낮은 강도로 천천히 지속한다.

> 나머지는 도수 스트레칭 금기 사항이다.

261 발허리발가락관절을 받침점으로 했을 때 장딴지근의 작용과 같은 지레의 근육은?

① 위팔세갈래근의 폄
② 위팔노근의 굽힘
③ 위팔두갈래근의 굽힘
④ 위팔노근의 폄
⑤ 위팔세갈래근의 굽힘

> **[2형 지레]**
> • 힘에 이용, 속도 느림, 기계적 이득 (>1)
> • 손수레, 절단기, 장딴지근(발허리발가락관절 받침점), 위팔노근(폄)

262 오른손잡이인 56세 남성이 뇌졸중으로 인해 오른쪽 편마비가 왔다. 발음은 유창하지만 내용은 알아들을 수 없었다. 또한 "오늘 날씨는 맑습니다"를 반복적으로 말할 수 없었다. 어떤 종류의 실어증인가?

① 전도성 실어증
② 브로카 실어증
③ 베르니케 실어증
④ 초피질 운동실어증
⑤ 초피질 감각실어증

> ① 말의 이해와 표현은 양호하지만 상대방의 말을 따라하지 못하는 특징을 보이는 실어증이다.
> ② 말의 이해는 양호하지만 표현이 유창하지 못하고 발음을 어려워하는 특징을 보이는 실어증이다.
> ③ 말의 표현은 유창하지만 말의 이해를 어려워하는 특징을 보이는 실어증이다.
> ④ 언어의 이해는 가능하나, 자발언어에 장애가 있다. 따라 말하기는 가능하다.
> ⑤ 언어의 이해는 불가능하고, 자발언어가 불가능하다. 따라 말하기는 가능하다.

정답 260 ⑤ 261 ④ 262 ③

263 척수 뒤기둥에 매독균 침범으로 감각신경세포가 손상된 환자에게 적합한 검사는?

① 후각 검사
② 삼킴곤란 검사
③ 서화 감각 검사
④ 바로우 검사
⑤ 발꿈치정강이 검사

- 척수매독 : 척수 뒤기둥에 매독균의 침범으로 말초감각신경의 변성이 일어나는 질병으로 힘줄 반사가 소실되고 운동실조에 의한 실조성 보행, 자각이상 등으로 나타난다.
- 발꿈치정강이 검사 : 다리의 협동 운동과 위치 감각에 대한 검사

① 후각 검사 : 냄새에 대한 인지력, 판단력, 후각의 역치를 측정
② 삼킴곤란 검사 : 엑스선 투시 촬영을 통해 삼킴장애를 평가
③ 서화 감각 검사 : 깊은 감각 검사로 손바닥에 글을 쓰고 어떤 글씨인지 알아차리는 지각 능력
④ 바로우 검사 : 선천성 엉덩관절 탈구 검사

264 허리에 통증이 있는 환자의 일상 생활 지침으로 옳은 것은?

① 구부정한 자세로 공부하기
② 하이힐을 신고 달리기
③ 허리를 굽힌 상태에서 무거운 물건 들어올리기
④ 낮은 세면대를 사용하여 세수하기
⑤ 의자를 사용하여 높은 곳에 있는 물건 꺼내기

① 허리를 편 상태에서 책상에 앉는다.
② 낮고 푹신한 신발을 주로 신는다.
③ 무거운 물건을 들어 올릴 때는 무릎을 동시에 사용하여 일어난다.
④ 허리를 많이 구부리지 않는 높이의 세면대를 사용한다.

265 유도 코일 위에 플라스틱 용기로 덮은 전극으로 유연성이 없고, 전극을 피부에 직접 접촉하는 전극은 무엇인가?

① 디플로드 전극
② 모노드 전극
③ 마이노드 전극
④ 캐패시터 플레이터
⑤ 에어 스페이스 플레이트

[모노드 전극]
- 유도 코일 위에 플라스틱 용기로 덮은 전극, 유연성 없음, 전극을 피부에 직접 접촉 → 피부에서 높은 열, 전극과 피부 사이에 적당한 간격 → 표면근육 조직에 열 발생

정답 263 ⑤   264 ⑤   265 ②

266 숨뇌에 대한 설명으로 맞는 것은?

① 말초신경계의 일부
② 심장, 호흡, 재채기 등 생명 활동 반사의 중추
③ 무의식적 운동 감각을 주관
④ 사고의 중추
⑤ 척수 반사 및 구심성 정보의 통합 작용

[뇌(barin)]
- 대뇌(cerebrum) : 사고의 중추, 감각 연합 중추
- 사이뇌(diencephalon) : 자율신경계의 중추
- 중간뇌(midbrain) : 시각 반사, 청각 반사의 중추
- 다리뇌(pons) : 뇌 사이의 일부
- 소뇌(cerebellum) : 평형 감각과 무의식적 운동 감각을 주관
- 숨뇌(medulla oblongata) : 심장, 호흡, 재채기 등 생명 활동 반사의 중추

267 나무나 플라스틱 제재로 감싼 전극으로 유연성이 있고, 1~2inch 두께의 거즈나 천을 피부와 전극 사이에 넣어 간격을 유지하는 전극은 무엇인가?

① 콘덴서 패드 전극
② 유도 케이블
③ 마이노드 전극
④ 디플로드 전극
⑤ 에어 스페이스 플래이트

[콘덴서 패드 전극]
- 캐패시터 플레이트를 고무나 플라스틱 제재로 감싼 전극으로 유연성이 있다.
- 1~2inch 두께의 거즈나 천을 피부와 전극 사이에 넣는다(간격 유지).
- 공간이 필요한 이유 : 공간이 유지되어야 전류의 흐름이 생겨 효과가 있음

268 47개월 된 남자 아이가 생후 6개월 때 뇌성마비를 진단 받아 치료 교육 센터에서 통원 물리 치료를 받고 있다. 현재는 앉은 자리에서 앉은 자세 유지가 가능하며, 네발기기로 이동할 수 있으나 보행은 불가능하다. 최근 뇌병변 보행기로 단거리 보행이 가능하게 되었지만 방향 전환에는 도움이 필요하다. 대동작 기능 분류 시스템(GMFCS)의 단계는?

① Ⅰ단계
② Ⅱ단계
③ Ⅲ단계
④ Ⅳ단계
⑤ Ⅴ단계

[대동작 기능 분류 시스템]
- 1단계 : 제한 없이 걷는다.
- 2단계 : 걷지만 제한적이다.
- 3단계 : 손으로 잡는 보행보조기구를 사용하여 걷는다.
- 4단계 : 자가 이동 가능하나 제한적이며, 전동 이동 장비를 사용할 수 있다.
- 5단계 : 수동 휠체어로 다른 사람이 옮겨줘야 한다.

정답   266 ②   267 ①   268 ③

269
80세 남성이 40대부터 당뇨병 치료를 받고 있다. 서서히 다리 마비와 보행장애가 나타나고, 몇 개월 전부터 오른쪽 발가락이 진한 빨간 빛을 띠었다. 생활 지도로 적절하지 않은 것은?

① 다리는 청결하게 유지한다.
② 매일 다리의 상처의 유무를 확인한다.
③ 발가락이 압박되지 않는 신발을 선택한다.
④ 발가락을 따뜻하게 유지한다.
⑤ 다리에 무리가 되지 않을 정도의 훈련을 한다.

당뇨 환자는 발의 감각이 떨어져 있기 때문에 화상의 위험이 있다.

270
저항 운동 시 근육의 상태로 옳은 것은?

① Type 1 muscle 이완
② Type 1 muscle 수축
③ Type 1 muscle 근비대
④ Type 2 muscle 이완
⑤ Type 2 muscle 근비대

Type 1 muscle은 수축 속도가 느리고 지구력과 관련이 있으며, type 2 muscle은 수축 속도가 빠르며, 근력과 관련이 있다. 따라서 저항 운동 시에는 type 2 muscle이 근비대 상태가 된다.

271
은침형 전극에 대한 설명으로 맞지 않는 것은?

① 치료점에 압박 자극을 가하여 자침과 비슷한 효과를 얻는다.
② 원뿔의 가장자리에 가장 많은 전류가 흐른다.
③ (+)극과 (−)극의 연결 차이 없다.
④ 일단 두 극 (+, −)이 가까이 있으면 두 극을 연결한다.
⑤ 은침형 전극의 종류로는 표준 은침형 전극, 이개용 은침형 전극, 흡입식 은침형 전극이 있다.

• 원뿔의 끝 부분으로 가장 많은 전류가 흐른다.
• 끝 부분에 전류가 집중되면서도 동시에 원뿔의 가장자리에도 약간의 전류가 흘러 전류의 집중으로 인한 위험을 막을 수 있도록 고안되어 있다.

정답 269 ④ 270 ⑤ 271 ②

272 위팔뼈 골절 후 통증 완화를 위한 리도카인(+)을 도입하기 위한 이온 도입법의 중재 방법으로 옳은 것은?

① 약물 농도를 100% 이상으로 실시한다.
② 연속 교류전류를 사용한다.
③ 통증 완화를 위해 구리 용액을 같이 사용한다.
④ 활성 전극과 비활성 전극 간의 거리는 30cm 이상으로 실시한다.
⑤ 활성 전극은 양극을 사용한다.

[이온 도입 치료]
- 연속직류전류를 이용하여 약물 이온을 침투시켜 질병 치료에 적용하는 치료
- 전기 반발력의 차이로 인체에 약물을 침투시킴
- 음극 전극은 양극 전극보다 2배 크게 함
- 음극에서 전류의 집중이 나타남
- 활성 전극과 비활성 전극 사이의 거리는 10~15cm가 적절하다.
- 양극을 띠는 이온은 활성 전극이 양극, 음극을 띠는 이온은 활성 전극이 음극이다.
- 리도카인 : 양극, 마취 작용, 통증 완화
- 구리 : 양극, 항진균 작용
- 황산 마그네슘 : 양극, 근경축 및 경련성 완화
- 히스타민 : 양극, 혈관 확장, 류마티스 환자에게 적용

273 어깨관절 탈구 시 손상 받기 쉬운 신경은?

① 자신경
② 근육피부신경
③ 겨드랑신경
④ 궁둥신경
⑤ 노신경

[어깨관절 탈구의 합병증]
- 앞탈구 시 겨드랑(액와)신경의 손상
- 습관성 탈구
- 위팔뼈 몸쪽 골절 동반

274 35세 남성이 급성 심근경색으로 입원 중이다. 합병증은 없으며, 현재 실내에서 2분 정도 천천히 걷도록 지도하고 있다. 이 시기에 환자의 활동으로 적절하지 않은 것은?

① 입욕한다.
② 요강을 이용한다.
③ 서서 체중을 측정한다.
④ 소파에서 신문을 읽는다.
⑤ 가족과 짧은 면회를 한다.

[심근경색]
- 심장동맥이 혈전증이나 혈관 연축에 의해 급성으로 막혀 심장에 산소와 영양 공급의 감소로 심장 근육의 조직이나 세포가 괴사되는 것

정답 272 ⑤ 273 ③ 274 ①

275. 무릎관절의 축돌림에 대한 설명으로 맞지 않는 것은?

① 가쪽돌림이 안쪽돌림보다 크다.
② 끝느낌은 인대 구조의 제한에 의한 팽팽함이다.
③ 정강뼈 융기사이융기 가장자리 안쪽에 위치한 가로축에서 일어난다.
④ 무릎관절 굽힘 상태에서 돌림이 잘 일어난다.
⑤ 앉은 자세에서 몸통을 돌릴 때 일어난다.

[축돌림]
- 정강뼈 융기사이융기 가장자리 안쪽에 위치한 세로축에서 일어남
- 무릎관절이 굽힘 상태에 있을 때 가로면에서 일어남
- 무릎관절 굽힘 상태에서 곁인대가 느슨해지므로 굴림이 일어남
- 무릎관절 90° 굽힘에서 총돌림은 평균 40°. 가쪽돌림은 안쪽돌림의 2배
- 수동적인 끝느낌 : 팽팽함(인대 구조의 제한)
- 닫힌사슬 운동(운동 연쇄) : 무릎으로 선 자세, 앉은 자세, 쪼그린 자세에서 몸을 돌리기, 방향 틀기

276. 신장 170cm, 체중 85kg의 50세 남성이 Ⅱ형 당뇨병을 앓고 있으며, 합병증은 없다. 의사에게 운동 요법을 처방받은 후 20분간 실내자전거 운동을 하고 있다. 운동 전 심박수는 74회/분이고, 운동 후는 120회/분, 자전거 에너지 소비량은 0.1kcal/kg/분이다. 옳은 것은 어느 것인가?

① 측정된 최대 심박수는 190회/분이다.
② 운동 강도는 8METs이다.
③ 1회 소비 열량은 200kcal이다.
④ BMI는 29.4이다.
⑤ 표준 체중은 50kg이다.

1METs : 1kg 당 1분에 3.5mL 산소 섭취를 의미, 산소 1L 당 5kcal 생산

① 최대 심박수 : 220 − 나이
② 85kg × 0.0035L × 20분 = 6METs
③ 6METs × 0.0035L × 85kg × 20분 × 5kcal = 179kcal
④ 체중 / 키의 제곱(m^2) = 29.4
⑤ 표준 체중 계산법 : 신장(m) × 신장(m) × 21 = 61kg

277. 광대근의 작용으로 맞는 것은?

① 아래턱뼈을 아래쪽으로 끌어당긴다.
② 미소를 짓거나 입꼬리가 올라간다.
③ 중력에 의해 턱이 열리는 정도를 조절한다.
④ 눈썹이 올라가고 이마에 주름을 형성한다.
⑤ 입김을 불 수 있게 한다.

[광대근(관골근)]
- 광대뼈에서 이는곳이며, 입둘레근에 닿는곳
- 수축 시 미소짓거나 입꼬리가 올라감

정답 275 ③   276 ④   277 ②

278 선천성 엉덩관절 탈구의 증상으로 맞는 것은?

① 바로 누운 자세에서 엉덩관절, 무릎관절 굽힘 시 탈구쪽 무릎이 높다.
② 양측 탈구 시 회음부와 엉덩이가 좁아진다.
③ 뒤탈구 시 허리뼈뒤굽음증이 나타난다.
④ Nelation line 보다 위에 큰돌기가 위치한다.
⑤ 편측성인 경우 waddling gait를 보인다.

[증상 및 징후]
- 편측성 CDH : limping gait
- 양측성 CDH : waddling gate
- Allis sign : 바로 누운 자세에서 양쪽 엉덩관절(고관절 ; coxa)과 무릎관절(슬관절 ; knee joint) 굽힘 시 탈구된 쪽의 무릎이 낮음
- Nelaton 선보다 위에 큰돌기(대전자 ; greater trochanter)가 위치
- 뒤쪽 탈구 시 허리뼈 앞굽음증(요추전만증 ; lordosis)이 나타남
- 양쪽 탈구 시 앞굽음증(요추전만증 ; lordosis)의 증가와 함께 회음부와 엉덩이(둔부 ; hip)가 넓어짐

279 21세 남성이 8개월 전 교통사고로 목뼈 부위 손상을 입어 양측 팔다리가 마비되었다. 세면대서 일어나기 훈련 중 두통을 호소했다. 상반신 발한이 보이고, 맥박은 42회/분이었다. 적절하지 않은 것은 어느 것인가?

① 의식 여부를 확인한다.
② 혈압을 측정한다.
③ 머리를 낮게 한다.
④ 유치 카테터를 개방한다.
⑤ 배변을 확인한다.

- 목뼈, 등뼈 손상의 척수 손상 환자의 경우 자율신경 반사부전증이 일어날 수 있다.
- 자율신경 반사부전증은 유해한 자극을 받아 교감신경 반사 반응이 급격히 일어나는 경우에 발생하는 증상이다. 맥박은 느려지고 혈압은 증가하는 증상이 나타난다.
③ 혈압이 급격히 높아지기 때문에 빨리 혈압을 낮춰주기 위하여 가장 먼저 환자의 머리를 높여주거나 일으켜 앉도록 한 후에 혈압을 측정해야 한다.
④ 많은 경우 방광에 소변이 너무 많이 찬 경우에 카테터로 소변을 배출시켜 주면 증상이 사라지는 경우가 많다.

280 은침형 전극자극법의 단점에 대한 설명으로 맞는 것은?

① 부작용이나 합병증이 없다.
② 어린이 치료에 알맞다.
③ 과민증 환자에게 적용이 편리하다.
④ 자유로운 체위에서 치료가 가능하다.
⑤ 털이 있는 부위에 전극을 첨부하기 어렵다.

⑤는 SSP의 단점이다.

정답 278 ④ 279 ③ 280 ⑤

281 85세 남성이 ADL은 '난간을 사용해 1층부터 2층까지는 스스로 올라가는 것이 가능하나, 내려가는 것은 공포심 때문에 옆에서 지켜보는 것이 필요한 정도'이다. 계단 오르기의 FIM 점수는 어느 것인가?

① 6점 ② 5점 ③ 4점
④ 3점 ⑤ 2점

[FIM 평가 척도]
다음 표를 참고하세요.

완전 보조	환자는 절반(50%) 미만의 노력밖에는 하지 않는다. 최대 EH는 완전 보조가 필요하다.	
	1 완전 보조	환자는 25% 미만의 노력밖에는 하지 않는다.
	2 최대 보조	환자는 50% 미만의 노력밖에는 하지 않으나 적어도 25%는 하고 있다.
부분 보조	환자가 절반(50%) 이상의 노력을 한다.	
	3 중등도 보조	환자는 손을 대는 정도 이상의 보조는 필요하다. 50% 이상 75% 미만의 노력을 한다.
	4 최소 보조	환자는 손을 대는 정도 이상의 보조는 필요 없다. 환자가 75% 이상의 노력을 한다.
	5 감시 또는 준비	환자는 신체적 접촉이 없는 대기, 지시 또는 촉진 이상의 보조는 필요 없다. 또는 보조하는 사람이 필요한 물품을 준비하거나 보장구를 장착하게 한다.
보조	활동을 할 때에 타인의 감시 또는 보조를 요한다. 또는 그 동작을 하지 않는다.	
자립	활동에 있어서 타인의 수발은 필요 없다.	
	6 수정 자립	어떤 동작을 할 때에 다음 중 하나 이상이 필요하다. 보조장구의 사용, 보통 이상의 시간, 안전(위험)성의 고려
	7 완전 자립	어떤 활동을 구성하고 있는 모든 과제를 전형적으로 일부를 수정함이 없이 보조원 또는 보조 없이 적절한 시간 내에 안전하게 수행할 수 있다.

정답 281 ②

282 25세 남성이 교통사고를 당해 넙다리뼈 뼈몸통 골절을 입어 폐쇄뼈고정술에 의한 뼈이음술을 받았다. 그 후 2주가 경과했지만 환부에 통증이 있다. 통증에 대한 물리 치료로 적절하지 않은 것은?

① 바이브라 배스
② 핫팩
③ 아이스팩
④ 극초단파 요법
⑤ 초음파 요법

① 신장 및 근력, 지구력 증진, 균형 보행 훈련 등의 다양한 치료적 중재의 촉진을 위해 실시한다.
② 표면 혈액 순환이 증가하고 대사가 증가하며, 진통 작용과 근육을 이완시킬 수 있다.
③ 초기 염증 제어에 효과적이다.
④ 피부의 표면에서부터 0.5~2cm 정도의 범위에 금속삽입물이 있을 경우 열의 집중 현상이 일어나 주위 조직을 파괴시키는 원인이 될 수 있다.
⑤ 전류의 형태가 아닌 초음파의 형태이기 때문에 골절에 비교적 안심하고 사용할 수 있으며, 수술에 의하여 금속의 삽입물이 조직에 있어도 적용이 가능하다.

283 다음 임상 양상에 적합한 고유수용성 신경근촉진법의 치료 기법에 해당하는 것은?

> 관절 불안정성
> 균형 능력이 감소
> 움직임을 시작할 때 통증 발생

① 복제
② 방산
③ 유지-이완
④ 율동적 개시
⑤ 율동적 안정

다음 표를 참고하세요.

유지-이완 기법 (hold relax)	작용근 수축 후 길항근이 수축한다는 원리를 이용 통증이 있는 관절에 가동 범위 증진이 목적
율동적 개시 (rhythmic initiation)	수동 운동에서 시작하여 저항 운동으로 끝내는 원리를 사용 처음 운동을 알려줄 때 사용하는 기법
율동적 안정화 (Rythmic stabilization)	통증이 있는 환자의 안정성 협응력을 증진 몸쪽 안정화를 위한 등척성 수축 균형 능력을 증진

정답 282 ④ 283 ⑤

284 Sunderland 3도 신경 손상에 대한 설명으로 맞지 않는 것은?

① 협조 운동장애
② Walleran 변성
③ 신경 연속성의 부분적 장애
④ 운동 및 감각신경의 장애
⑤ Epinerium과 perinerium의 일부 보존

[Sunderland 3도 손상]
- Perineurium 정상
- 축삭과 endoneurium 손상
- Walleran 변성 존재
- 신경 연속성의 부분적 상실
- 운동 및 감각신경장애
- 협조 운동장애, 낮은 운동 기능

285 선천성 상위 어깨뼈의 증상으로 맞지 않는 것은?

① 굽이의 concave 면은 어깨뼈가 올라간 쪽으로 형성
② 양측성인 경우 아래 목뼈와 등뼈가 돌출
③ 기형은 시간이 지남에 따라 심해짐
④ 등세모근은 항상 침범되거나 약화됨
⑤ 어깨뼈의 아래각은 몸통의 정중선에 근접하여 안쪽돌림됨

[선천성 상위 어깨뼈(견갑골 ; scapula)의 증상]
- 어깨뼈(견갑골 ; scapula)의 아래각(하각)은 몸통(체간)의 정중선에 근접하여 안쪽돌림(내회전)된 상태
- 편측성인 경우 등뼈 옆굽음증(측만증 ; scoliosis)을 동반
- 굽음(만곡)의 convex 면은 어깨뼈(견갑골 ; scapula)가 올라간 쪽을 향해 생김
- 양측성인 경우 양쪽 어깨가 모두 올라가고 아래목뼈와 등뼈가 돌출
- 기형은 시간이 지남에 따라 심해짐
- 등세모근(승모근 ; trapezius muscle)은 항상 침범되거나 약화됨

286 80세 여성이 5년 전 발병한 뇌경색으로 인한 오른쪽 편마비가 있다. 브룬스트롬 단계는 팔, 손가락 및 다리가 모두 Ⅲ단계이다. 실어증 증세를 보이고 있으며, FIM 항목 중 침대에 오르는 것은 3점이다. 방문 재활을 할 때에 재활 목표로 적절한 것은 어느 것인가?

① 야외지팡이를 사용한 자립 보행
② 실내지팡이 없이 보행
③ 옮겨타기 동작의 안정성 향상
④ 오른손 손가락 기능 개선
⑤ 실어증 개선

- FIM의 3단계는 중등도의 보조가 필요한 상태로 환자는 손을 대는 정도 이상의 보조는 필요하다.
- 환자가 스스로 50~75%의 노력을 해야 한다. 환자가 침대에 오르는 것이 3점이므로 옮겨타기에는 안정성의 문제가 있으므로 옮겨타기 동작의 안정성을 향상시키는 훈련을 해야 한다.

정답 284 ⑤ 285 ① 286 ③

287 오른손 잡이인 65세 남성이 왼쪽 중간대뇌동맥 뇌경색으로 인한 오른쪽 편마비를 앓고 있다. 발병 후 3주가 경과한 시점에서 브룬스트롬 단계는 팔, 손가락 및 다리 모두 I 단계이다. 도움을 받아 무릎을 펴 세우면 몸통이 앞으로 무너진다. 바이탈 사인은 안정되어 있다. 이 환자에 대한 물리 치료로 적절한 것은?

① 장하지 보조기를 장착한 상태에서 서 있는 자세 훈련
② 다리에 부착하는 플라스틱 단하지 보조기를 장착한 상태에서 보행 훈련
③ 바닥에서 일어서기 훈련
④ 자전거 에르고미터를 이용한 유산소 운동
⑤ 욕조에서 일어서기 훈련

- 브룬스트롬 1단계는 발병 직후 이완성 마비 단계로 수의 운동이 불가능한 상태이다.
- 바이탈 사인이 안정되어 있으므로 움직임을 주는 운동보다는 장하지 보조기를 채운 상태로 가만히 서 있는 자세를 훈련시키는 것이 좋다.

288 50세 여자가 걸을 때 자꾸 비틀비틀하면서 걷는다며 내원하였다. 발뒤꿈치를 다른 발의 앞에 붙이면서 걷게 하였을 때 잘 걷지 못하였다. 눈을 감았을 때는 균형을 잡지 못하고 넘어졌으나 눈을 떴을 때는 균형을 비교적 잘 유지할 수 있었다. 관련이 있는 감각 또는 부위는?

① 통증 감각(pain)
② 온도 감각(temperature)
③ 고유수용성 감각(proprioception)
④ 소뇌(cerebellum)
⑤ 겉질척수로(corticospinal tract)

- 밝은 곳보다 어두운 곳에서 균형을 잡지 못하는 증상으로 내원한 50세 여자이다. 눈을 감았을 때는 균형을 잡지 못하나 눈을 떴을 때는 균형을 비교적 잘 유지하는 것은 Romberg test 양성 소견이다. "고유 위치 감각(proprioception)의 장애"를 시사하는 소견이다.
- 실제 국시에서는 proprioception과 관계가 있는 부분이 시험 문제로 출제될 수도 있다. 척수뒤기둥(posterior column)에 신경 경로가 지나가기 때문에 이 부분에 문제가 생긴 것으로 생각할 수 있다.
④ 소뇌에 문제가 있는 경우 눈을 뜨거나 감거나 모두 균형을 잘 유지하지 못하고 Romberg test 음성 소견이다.

정답 **287** ① **288** ③

289 75세 여성이 한 달 전에 뇌경색으로 오른쪽 편마비가 왔다. 브룬스트롬 단계는 팔 Ⅱ, 손가락 Ⅱ, 다리 Ⅲ 단계이다. 현재 ADL은 다음과 같다. 자세는 바르며, 식사, 옷입기, 휠체어, 침대 오르기, 화장실 사용, 보행은 중간 정도의 보조가 필요하다. 대소변 조절은 가능하고, 요실금은 없다. 계단 오르내리기와 목욕은 상당한 도움이 필요하다. Barthel index는 몇 점인가?

① 15점　　② 30점　　③ 45점
④ 60점　　⑤ 75점

[바델 지수 (barthel index)]
일상 생활 동작 평가 도구 중 가장 널리 사용된다.
*다음 표를 참고하세요.

항목	수행 불가	상당한 도움 필요	중간 정도의 도움 필요	최소한의 도움 필요	완전히 독립적
몸치장하기 (personal hygiene)	0	1	3	4	5
목욕하기 (bathing self)	0	1	3	4	5
식사하기 (feeding)	0	2	5	8	10
화장실 이동과 사용 (toilet)	0	2	5	8	10
계단 이용 (stair climbing)	0	2	5	8	10
입기 (dressing)	0	2	5	8	10
대변 조절 (bowel control)	0	2	5	8	10
소변 조절 (bladder control)	0	2	5	8	10
걷기 (ambulation)	0	3	8	12	15
혹은 휠체어 (or wheelchair)	0	1	3	4	5
의자/침대 이동 (chair/bed transfers)	0	3	8	12	15

정답 289 ④

290 용접공으로 일하는 50세 남자가 보호구를 착용하지 않은 채 작업을 하다가 갑자기 발생한 눈의 심한 통증을 호소하며 병원에 왔다. 원인은?

① 극저주파 전자장
② 마이크로파
③ 레이저
④ 적외선
⑤ 자외선

- 전기성 안염(전광성 안염)이 발생한 경우이다.
- 전기성 안염(전광성 안염)이란 자외선 장해의 대표적인 예로 자외선에 피폭된 수 시간 후 눈의 심한 통증과 수명(photophobia)이 나타나는 급성 각막염이다.
- 315nm보다 짧은 파장(특히 눈이 가장 민감한 파장인 270nm)의 자외선은 모두 각막 및 결막에서 흡수된다. 이런 자외선에 과도하게 노출되면 몇 시간 후 눈물, 눈의 시림, 동통과 이물감 등을 동반한 각막염 및 결막염이 일어나 6~12시간에 최고조에 달하게 된다.

291 안굽이엉덩관절의 증상으로 맞는 것은?

① 엉덩관절 벌림의 과도한 증가
② 엉덩관절 굽힘의 제한과 폄의 감소
③ Trendelenburg sign
④ Nelaton line 보다 아래에 큰돌기가 위치
⑤ 엉덩관절 안쪽돌림 감소, 바깥돌림 증가

[안굽이엉덩관절(내반고) 증상]
- 엉덩관절 벌림의 심한 제한
- 엉덩관절 굽힘의 제한과 폄 증가
- 안쪽돌림 증가, 바깥돌림 감소
- 편측성인 경우 limping gait, 양측성인 경우 waddling gait
- 편측성인 경우 척추옆굽음증, 양측성인 경우 허리뼈 앞굽음증
- Trendelenburg 양성
- Nelaton 선보다 위쪽에 큰돌기가 위치

정답 290 ⑤ 291 ③

292 4세 남아가 점점 걷기가 서툴러져서 병원에 왔다. 임신 나이 39주, 출생 체중 3,200g으로 태어났다. 14개월에 혼자 일어나 걷기 시작하였으나, 3개월 전부터 자주 넘어지고, 다리를 넓게 벌리고 허리를 흔들며 걸었다. 증상의 정도는 아침과 저녁에 차이가 없었다. 앉았다 일어설 때 땅이나 무릎을 짚고 일어나는 모습을 보이며, 배를 내밀고 서 있었다. 장딴지근육이 딱딱하고 비대해져 있었다. 질환은?

① 뇌성마비
② 자율신경병증
③ 중증근무력증
④ 척수근위축증
⑤ 듀센(Duchenne) 근디스트로피

[걷거나 일어서기가 서툴러지고, 근력 저하에 의해 동요성 보행(waddling gait) 등을 보이는 것에서 근육의 문제임을 알 수 있다. 특히 장딴지근육이 딱딱하고 비대해지는 것은 진행성 근육퇴행위축의 중요한 징후들 중 하나인 거짓비대이다.
• 듀센(Duchenne) 근디스트로피는 진행성 근육퇴행위축 중 가장 발생 빈도가 높은 질환으로 X 연관 열성 유전 질환이다.
• 대부분 걷기가 시작하는 1세 이후에 발견되며, 병이 계속 진행되어 심부전 및 호흡부전으로 20세 전반에 사망하게 된다.]

293 혈우병 A를 앓고 있는 15세 남학생이 체육수업 후에는 무릎관절 통증과 종창이 생기는 일이 많았다. 물리 치료로 적절하지 않은 것은?

① 양 다리서기 유지
② 무릎 자동 굽힘 운동
③ 수영
④ 계단 오르내리기 훈련
⑤ 보조기 치료

[혈우병성 관절염 중재]
• 통증 없는 범위 내에서 PROM, AAROM, AROM 순으로 점진적 진행

294 척추전방전위증에 대한 설명으로 맞지 않는 것은?

① 관절 사이가 한쪽 또는 양쪽으로 전위된 상태이다.
② 주로 L5와 L4에서 호발한다.
③ 성인에서 발병 시 허리 통증을 증상으로 한다.
④ 방사선 상으로는 확인이 불가능하다.
⑤ 소아에서 발병 시 넙다리뒤근 긴장과 자세 이상을 보인다.

[척추전방전위증]
• 관절 사이가 해부학적으로 한쪽 또는 양쪽으로 전위된 상태
• L5, L4에서 호발
  ※ L5에서 더 많이 발생
• 허리 통증(성인), 넙다리뒤근 긴장으로 자세와 보행장애(소아)
• 방사선 : terrier dog(scotty dog), Napoleon's cap

정답 292 ⑤ 293 ④ 294 ④

295 다음 환자의 신체 기능을 평가하는 도구는?

> 루게릭병
> 척수, 뇌줄기, 대뇌겉질 운동세포의 광범위한 변성
> 위-아래운동신경세포 모두 침범하는 진행성 질환
> 감각신경과 자율신경은 침범하지 않음

① 수정된 HY 척도
② 퓨글-마이어 척도
③ 글래스고우 혼수 척도
④ 근위축 가쪽경화증 기능 평가 척도
⑤ 국제 협력 실조 평가 척도

[근위축성 가쪽경화증(ALS)]
- 루게릭병, 운동신경만 진행적으로 침범
- 위운동신경세포와 아래운동신경세포 양측으로 파괴시켜 손상 증상이 동시에 발생
- 사지의 위약 및 위축이 진행하여 결국 호흡근 마비로 인해 사망

296 신장 170cm, 체중 54kg인 70세 남성이 폐기종에 의한 만성 호흡부전으로 집에서 산소 요법을 하고 있다. 가정에서의 생활 지도로 올바른 것은 어느 것인가?

① 다리의 근력을 강화한다.
② 체중이 늘도록 식사 조절을 한다.
③ 숨이 차지 않으면 산소 투여가 필요 없다.
④ 숨을 들이 마시면서 계단을 올라가고 숨을 내쉴 때에는 멈춰 선다.
⑤ 1일 에너지 소비량을 감소시킨다.

숨이 차지 않더라도 산소를 투여하고 숨을 내쉬며 올라간다.

297 가시위근힘줄 염증 환자가 어깨관절 벌림 시 수평 위에서 통증을 보인다면, 어느 구조물의 손상을 의미하는가?

① 어깨관절 오목테두리
② 힘줄뼈막 접합부 심부
③ 근육힘줄 접합부
④ 힘줄의 먼쪽
⑤ 힘줄뼈막 부위

[가시위근힘줄 염증(극상근건염 ; supraspinatus tendinitis)]
- 힘줄뼈(건골)막 부위 손상 : 통증 호의 수평 위에서의 통증

정답 295 ④ 296 ① 297 ⑤

298 54세 남자가 폐색전증에 의한 저산소뇌증이다. 의식은 2개월 만에 회복하고, 보행 능력도 2년 사이에 부축을 받아 보행이 가능할 정도로 회복했다. 운동 시 팔의 간대성 근경련(myoclonus), 보폭이 짧은 보행, 인지장애 및 자발성 저하가 있다. 치료 접근 방법으로 적절하지 않은 것은?

① 팔의 빠른 운동
② 네발기기의 균형 훈련
③ 메트로놈을 사용한 보행
④ 높은 탁자에서 일어서기 훈련
⑤ 일기를 사용한 기억 훈련

① 움직임 속도를 천천히 하여 근육이 충분히 늘어나는 것에 적응되도록 훈련해야 한다.
② 몸쪽 근육인 어깨, 엉덩이, 가슴 근육의 약화를 네발기기 자세에서 강화시킬 수 있다.
③ 메트로놈이란 똑딱거리면서 템포를 알려주는 기계이다. 보폭이 짧은 보행을 교정하기 위하여 메트로놈을 사용하여 원하는 템포에 맞춰서 걷는 보행 훈련을 실시한다.
④ 높은 탁자에서 일어서기 훈련을 통하여 앉았다 일어나기 훈련을 한다. 높은 탁자에서 일어서기 훈련이 가능해지면 점점 탁자의 높이를 낮춰가면서 훈련한다.
⑤ 일기를 작성하면서 인지장애를 위한 기억 훈련을 실시한다.

299 25세 남성이 야구 경기에서 뛰던 중 넙다리뼈 뒷면에 이질감과 동시에 통증을 느꼈다. 정형외과 진찰을 한 결과 넙다리뼈 엑스선 사진에서는 골절이 보이지 않았다. 물리 치료로 적절한 것은 어느 것인가?

① 교대욕   ② 극초단파
③ 냉각 요법   ④ 핫팩
⑤ 파라핀욕

골절이 보이지 않은 상태이기 때문에 넙다리뒤근육의 염증이라고 할 수 있다. 초기 염증 시 냉각 요법이 효과적이다.

300 류마티스 관절염으로 손에 변형이 생겨 설거지나 빨래 같은 집안일을 하기가 어렵다면, 장애 분류의 어느 단계에 해당하는가?

① 질병   ② 손상
③ 기능 제한   ④ 장애
⑤ 핸디캡

[장애]
• 정상적인 가동 범위 안에서 활동을 수행하는 능력의 제한

정답 298 ①   299 ③   300 ④

301 50세 여성이 외상성 목의 골수 손상을 입고 근력은 좌, 우 모두 어깨세모근 5, 위팔두갈래근 5, 위팔세갈래근 4, 긴노쪽손목폄근 4, 노쪽손목굽힘근 1, 손가락폄근 4, 손가락굽힘근 0, 체간근 0, 하지근 0 이었다. 이 환자의 기능 잔존 수준은 어느 것인가?

① 제5 목척수 분절 : elbow flexor
② 제6 목척수 분절 : wrist extensor
③ 제7 목척수 분절 : elbow extensor
④ 제8 목척수 분절 : finger flexor
⑤ 제1 등척수 분절 : finger abductor

- 척수 손상 환자의 기능 잔존 수준은 적어도 fair (3) 이상의 motor power로 평가된 상위 레벨의 근육은 normal (5)로 평가된 가장 낮은 key muscle로 결정한다.
- C7의 key muscle은 팔꿉관절 폄근인 위팔세갈래근이며, 환자의 근력은 4이고, C8의 key muscle은 손가락굽힘근이며, 환자의 근력은 0이다. 그러므로 환자의 기능 잔존 수준은 C7이 된다.

302 40세 남성이 근육위축성 가쪽경화증이 발병했다. 2년 동안 다리에 가벼운 경련성 마비가 있어 무릎을 굽히면 보행장애가 나타난다. 팔에 근육 위축이 생겨 식사나 옷을 입는 것이 불가능하며, 구음장애도 보이고 있다. 이 시기의 물리 치료로 적절하지 않은 것은?

① 호흡 훈련
② 팔의 관절 가동 범위 훈련
③ 팔의 저항 운동 훈련
④ 바로앉기 균형 훈련
⑤ 단하지 보조기를 이용한 보행 훈련

피곤함을 느끼지 않는 한도 내에서 유산소 운동이 추천되며, 병이 진행이 된 경우에는 앉거나 누운 자세에서 상지나 하지의 근육을 수축시키는 자가 운동이 권장된다. 강한 근력 운동 시 근육에 피로감을 느끼기 쉽다.

303 40세 남성이 운동 요법으로 심박수 120회/분을 유지하며 운동하고 있다. 안정 시 심박수가 60회/분인 경우 Karnonen 공식에 의한 운동 강도(%)는 어느 것인가? (단, 최대 심박수는 220 − 연령으로 한다)

① 20   ② 30   ③ 40
④ 50   ⑤ 60

[220−40−60]×□+60=120
□=0.5
따라서 정답은 ④번이다.

정답 301 ③   302 ③   303 ④

304 65세 남성이 목 척수 불완전 손상을 입었다. 현재 ADL은 다음과 같다. 환자는 몸치장은 혼자 힘으로 할 수 있지만, 약간의 보조가 필요하다. 자세는 바르고 식사는 보통식 기준으로 손잡이 달린 숟가락으로 식사가 가능하다. 옷을 입고 벗는 것과 화장실 이용은 부분 도움을 받으며, 목욕할 때에는 전부 도움이 필요하다. 누웠다가 스스로 일어나 앉는 것은 가능하나 휠체어를 탈 때는 전부 도움을 받는다. 이동은 스스로 하며, 배변, 배뇨는 가끔 요실금이 있다. Barthel index는 몇 점인가?

① 35점　　② 40점　　③ 45점
④ 50점　　⑤ 55점

- 바델 지수는 아동을 제외한 만성 질환 환자의 일상 생활 활동의 자립도를 알아보기 위한 평가법이다.
- 각 항목의 합으로 나타내며, 완전 의존 시 0점, 완전 독립 시 100점으로 평과 결과를 나타낸다.
- 최소한 55점이 되면 독립적인 활동이 가능하다고 본다.

(다음 표를 참고하세요)

항목	수행 불가	상당한 도움 필요	중간 정도의 도움 필요	최소한의 도움 필요	완전히 독립적
몸치장하기 (personal hygiene)	0	1	3	4	5
목욕하기 (bathing self)	0	1	3	4	5
식사하기 (feeding)	0	2	5	8	10
화장실 이동과 사용 (toilet)	0	2	5	8	10
계단 이용 (stair climbing)	0	2	5	8	10
입기 (dressing)	0	2	5	8	10
대변 조절 (bowel control)	0	2	5	8	10
소변 조절 (bladder control)	0	2	5	8	10
걷기 (ambulation)	0	3	8	12	15
혹은 휠체어 (or wheelchair)	0	1	3	4	5
의자/침대 이동 (chair/bed transfers)	0	3	8	12	15

정답 304 ⑤

305 파킨슨병을 앓고 있는 70세 남성이 혼&야 중증도 분류 5기로 분류되었을 때, 이 시기의 재활 치료로 적절하지 않은 것은?

① 관절 가동 범위 훈련
② 발성 훈련
③ 호흡 훈련
④ 보행 훈련
⑤ 전동 침대 사용

혼과 야의 분류 단계 5단계는 휠체어에 의존하거나 침상 생활을 하는 단계로 보행 훈련은 적절하지 않다.

[혼과 야의 중증도 분류]
0단계 : 임상 증상이 없다.
1단계 : 5대 증상이 몸통의 한쪽에만 나타난다.
2단계 : 5대 증상이 몸통의 양측에 나타나며, 균형의 장애는 없다.
3단계 : 경증의 균형의 장애가 있다. 하지만 스스로 움직임이 가능하다.
4단계 : 중증의 기능부전이 있다. 하지만 걷거나 서는 데 보조없이 가능하다.
5단계 : 휠체어에 의존하거나 침상 생활을 한다. 보조없이는 활동이 어렵다.

306 35세 여성이 양측 팔다리가 마비되어 시력이 낮아지고 팔다리의 불완전 마비, 체성 감각장애 및 호흡곤란의 악화와 회복을 반복했다. 소뇌 증상이 보이고 있다. MRI는 척수 백색질의 다발성, 산재성의 탈수반이 진단되었다. 물리 치료에서 적절한 것은?

① 가슴우리의 이동성 확대 운동
② 보그 지수에서 '힘든 정도'의 운동
③ 마비된 부위에 핫팩 요법
④ 수온 38~39℃의 수중 보행 훈련
⑤ 다리에 추를 장착하여 보행 훈련

다발성 경화증은 중추신경계의 탈수성 질환 중 가장 흔한 유형이다. 임상적으로 재발과 완화가 반복되는 질환이며, 소뇌는 다치지 않지만 소뇌 증상이 나타난다.

① 호흡곤란이 나타나므로 가슴우리(흉곽)의 이동성 확대 운동을 통하여 호흡을 훈련시켜 주어야 한다.
②, ⑤ 쉽게 피로를 느끼는 질환으로 적은 양의 에너지를 소모하면서 훈련을 할 수 있도록 돕는다.
③, ④ 체온이 높게 올라갈 경우에 저림, 쇠약, 시력 손상 등의 증상이 일시적으로 나타나며, 이러한 현상은 뜨거운 물로 목욕을 하거나 운동 후 발생할 수 있다.

정답 305 ④ 306 ①

307 58개월 된 남자 아이가 뇌성마비를 앓고 있다. 현재 앉은 자리에서 앉은 자세 유지가 가능하며, 의자 위에서 또한 자립이 가능하다. 서 있는 자세는 물건을 잡고 유지할 수 있다. 보행은 바퀴가 있는 보행기를 이용하며 도움을 받아 계단을 오를 수 있다. 대동작 기능 분류 시스템(GMFCS)에 의한 단계은 어느 것인가?

① Ⅰ단계
② Ⅱ단계
③ Ⅲ단계
④ Ⅳ단계
⑤ Ⅴ단계

[대동작 기능 분류 시스템]
1단계 : 제한 없이 걷는다.
2단계 : 걷지만 제한적이다.
3단계 : 손으로 잡는 보행 보조기구를 사용하여 걷는다.
4단계 : 자가 이동 가능하나 제한적이며, 전동 이동 장비를 사용할 수 있다.
5단계 : 수동 휠체어로 다른 사람이 옮겨줘야 한다.

308 30세 남성이 오른쪽 외과 골절에 대해 금속 플래쉬로 뼈이음술을 받았다. 수술 후 2개월이 경과하여 열은 없고, 모든 하중이 가능해지고 있으나 발목관절 등쪽 굽힘 제한이 남아 있다. 관절 ROM 훈련 전 물리 치료로 적절하지 않은 것은 어느 것인가?

① 핫팩
② 파라핀욕
③ 극초단파
④ 와류욕
⑤ 초음파

[극초단파 금기증]
- 악성 종양
- 허혈성 조직
- 중등도 및 과도한 부종
- 젖은 붕대 및 부착된 테이프
- 금속 이식물
- 심박조절기
- 성장하는 뼈
- 남성 생식기
- 출혈 부위
- 결핵성 관절
- 눈
- 열과민성 환자

309 수장건막의 비대와 새끼손가락과 반지손가락의 굽힘 변형을 일으키는 질환으로 맞는 것은?

① Sprengel's shoulder
② Dupuytren's contracture
③ Perthes disease
④ Pes planus
⑤ Wrist drop

[Dupuytren's contracture]
- 수장근막이 비대해지고 소절이 발생하여 손가락을 손바닥쪽으로 끌어 당김(손가락 굽힘)
- 반지손가락(약지 ; ring finger)이 가장 흔하게 침범되고, 다음으로 새끼손가락(소지 ; little finger)이 침범
- 관절 구조물의 구축과 관절성 변형

정답 307 ③ 308 ③ 309 ②

310 60세 주부가 보행 시작 시 양측 무릎관절 안쪽에 통증이 나타났다. 내반형 변형성 무릎관절증으로 진단된 넙다리정강뼈각 180°, BMI 지수 29.0이었다. 물리 치료로 적절하지 않은 것은?

① SLR에 의한 넙다리네갈래근 강화 훈련
② 기립, 보행 시 가쪽 쐐기의 사용
③ 외출 시 보조구의 사용
④ 1일 1만보 걷기 운동
⑤ 1일 30분간 자전거 에르고미터 운동

> Genu varum 환자의 보조기로 가쪽 쐐기, 역토마스힐, 가쪽 허리메꿈 등이 있다.

311 30세 남성이 오른쪽 발목 외과 골절로 인해 금속 재료로 뼈이음술을 진행했다. 수술 후 2달이 경과하여 열은 없고, 체중 지지가 가능하지만 등쪽 굽힘 제한이 현저하며, 외과 주위에 조직의 비후와 유착이 있다. 수동적 관절 ROM 훈련 전의 물리 치료 요법에 대해 적절한 것은 어느 것인가? 2개 고르시오.

① 냉 치료
② 온수 36℃에서의 와류욕
③ 집중적인 초음파 치료
④ 극초단파 치료
⑤ 51℃의 파라핀욕

> [표면열 사용]
> ① 통증 조절
> ② 관절 가동 범위 증가와 관절 뻣뻣함 감소
> ③ 치유 가속화
> ④ 건선에 대한 적외선 복사

312 중간머리뼈우묵의 안장에 위치하는 것은?

① 시각신경　　② 위턱신경
③ 뇌하수체　　④ 얼굴신경
⑤ 혀밑신경

> [중간머리뼈우묵(중구개와)]
> • 나비뼈, 관자뼈로 구성
> • 대뇌 관자엽과 뇌하수체가 위치
> • 안장(터어키안 ; 뇌하수체가 위치)
> • 시각신경관(시신경관 ; 시신경의 통로)
> • 원형 구멍(정원공 ; 위턱신경이 통과)
> • 아래턱신경(하악신경)이 통과하는 타원 구멍(난원공)이 존재
> • 중간뇌막이 통과하는 극공(뇌막동맥 구멍)이 존재

> 정답 310 ④　311 ②, ⑤　312 ③

313 어떤 지역 사회에서 질병의 유행 후 몇 년 동안 유행이 없다가 다시 유행이 일어나게 된다. 예로 홍역, 풍진 등을 3~4년마다 유행을 일으키는 경우가 있는데, 이를 가장 잘 설명할 수 있는 것은?

① 집단면역
② 수동면역
③ 능동면역
④ 선천적 면역
⑤ 후천적 면역

> 홍역, 풍진 등은 3~4년마다 유행을 일으키는 경우가 있는데, 이를 집단면역으로 설명함

314 65세 남성이 뇌졸중 오른쪽 편마비를 앓고 있다. 발병한 지 3개월이 경과한 후 브룬스트롬 팔, 손, 다리 모두 Ⅱ단계였다. 오른쪽 어깨관절은 1FB(finger brace) 아탈구가 있고, 어깨손증후군(shoulder hand syndrome)도 보이고 있다. 앉은 자세는 불안정하며, 몸통은 환측이 전방으로 기울어져 있다. 물리 요법으로 적절하지 않은 것은?

① 환측 다리 수의 운동의 촉진
② 환측 다리를 세워서 일어나기 연습
③ 앉은 자세에서 건측 팔 체중 지지 연습
④ 앉은 자세에서 양측의 체중 이동 연습
⑤ 장하지 보조기를 사용하여 평행봉 내 선자세 연습

> [브룬스트롬 회복 단계 (brunnstrom recovery stage)]
> • 팔의 2단계 : 협동 동작이 발달되는데 보통 폄근 협동 동작보다 굽힘근 협동 동작이 먼저 나타난다.
> • 손의 2단계 : 능동적인 손가락 운동이 없거나 극히 미약하다.
> • 다리의 2단계 : 최소의 수의 운동이 나타난다.
>
> 다리의 최소한의 수의 운동이 나타나는 시기로 보조기 없이 일어나기 연습은 적절하지 않다.

315 40세 남자 환자가 십자전방인대 파열 수술 후 5일째 때 부종과 통증을 호소하면서 운동을 하기 힘들다고 한다. 이때 적절한 것은?

① 통증이 심하므로 장기간 운동을 하지 않도록 한다.
② 재활 프로그램은 필요가 없다.
③ 통증이 심하더라도 진통제를 주어서는 안 된다.
④ 부종 감소를 위해 온찜질을 한다.
⑤ 빠른 회복을 위해 지속적 수동 운동 기계(CPM)을 적용한다.

> • 십자인대 파열 수술 후에는 발목 펌핑 운동, 대퇴사두근 운동, 슬와근 운동을 격려한다. 그리고 제한된 운동으로 이식 부위를 보호할 수 있도록 해야 한다. 특히 지속적 수동관절 운동 기계(CPM)는 완전한 운동 범위를 회복할 수 있도록 돕는다.
> • 통증이 심할 때에는 경구용 진통제와 냉찜질을 통해 통증을 조절하도록 교육해야 한다.
> ④ 부종에는 냉찜질이 적합하다.

정답 313 ① 314 ② 315 ⑤

316 80세 남성이 3년 전 뇌경색에 의한 오른쪽 편마비가 왔다. 스스로 보행은 가능하며, ADL은 자립할 수 있다. 폐렴으로 1주간의 휴식을 취한 며칠 뒤 스스로 걷기가 불가능하게 되었다. 가장 큰 원인은 무엇인가?

① 욕창
② 뇌경색의 재발
③ 다리 근력 저하
④ 호흡 기능 저하
⑤ 정신 기능 저하

- 폐렴은 특히 노인에게서 매우 위험한 질병이다.
- 폐렴은 치료 후에도 폐손상 등 후유증을 남겨 건강 악화에 영향을 미친다.

317 목뼈에 대한 설명으로 맞지 않는 것은?

① C1은 고리뼈, C2는 중쇠뼈라고 한다.
② C1~C7 사이에는 6개의 척추원반이 존재한다.
③ C3~6의 가시돌기는 짧고 끝이 갈라져 있다.
④ C3~7의 척추뼈 몸통은 타원 모양이다.
⑤ 가로돌기의 가로돌기 구멍으로 척추동맥이 지난다.

[경추]
- 7개
- C1 : 고리뼈, 척추뼈 몸통과 가시돌기가 없음
- C2 : 중쇠뼈, 고리뼈가 돌출되어 고리뼈와 관절 형성
- 고리뼈와 중쇠뼈 사이에는 척추사이원반이 없음
- C3~7
- 척추뼈 몸통은 타원형(난원형)이고, 가로지름(횡경)이 앞뒤지름(전후경)보다 넓음
- C7을 제외한 가시돌기는 짧고 끝이 갈라져 있음
- 척추뼈 구멍(추공)은 크고 삼각형
- 가로돌기에는 가로돌기 구멍이 있으며, 척추동정맥이 지남

318 환자 대조군 연구에 대한 설명으로 맞는 것은?

① 여러 질병과 병인에 대해 동시에 연구가 가능하다.
② 진단 기준 변화로 환자 대상이 바뀔 수가 있다.
③ 오랜 시간과 비용이 소요된다.
④ 본 연구에서 연구 대상 숫자를 측정할 수 있다.
⑤ 코호트 연구와 비교하여 흔한 질병에서 연구가 용이하다.

① 단면조사 연구의 장점
② 코호트 연구의 단점
③ 코호트 연구의 단점
⑤ 희귀한 질환에서도 연구가 가능함

정답 316 ③   317 ②   318 ④

319 48세 여성이 다발성 근육염을 앓고 있다가 상태가 진정되어 물리 치료를 시작하였다. 근력은 몸통근 4, 팔 몸쪽근 3~4, 다리 몸쪽근 3~4이며, 병원 내 스스로 보행이 가능하다. 물리 치료로 잘못된 것은?

① 혈중 CK값 추이 측정
② 타동적 관절 가동 범위 훈련
③ Delorme의 저항 운동법을 통한 근력 강화 훈련
④ 만보계를 이용한 운동량 측정
⑤ 자각적 피로도 측정

- 다발성 근육염은 전신적인 결합 조직 질환으로 근육의 염증과 퇴행성 변화를 특징으로 한다.
- Delorme 방법은 저항을 점차 증가시켜 나가는 운동으로 근육의 피로가 높아지기 때문에 적절하지 않다.

320 다음 중 Monteggia 골절에 대한 설명으로 맞지 않는 것은?

① 자뼈의 몸쪽 골절과 노뼈머리의 아탈구
② 과도한 안쪽돌림이나 젖힘 같은 간접력에 의해 발생
③ 직접적인 타박에 의한 발생
④ 손목굴 뒷면에 작용한 직접적 외력에 의해 발생
⑤ 합병증으로 노뼈머리의 습관성 탈구

[Monteggia fracture]
- 자뼈(radius)의 몸쪽 골절과 노뼈머리(head of radius)의 탈구가 함께 일어남
- 과도한 안쪽돌림이나 젖힘 같은 간접력 또는 직접적인 타박에 의해 발생

321 6세 여자 아이가 뇌성마비로 인한 경직형 양측 마비를 앓고 있다. 손가락의 섬세한 운동은 서툴지만 팔, 몸통의 기능은 비교적 안정적이고, 앉은 자세 균형은 좋다. 양손으로 평행봉을 잡으면 의자에 서서 올라갈 수 있으며, 평행봉 내 서 있을 땐 한 손 지지로도 안정적이게 유지할 수 있다. 걸을 때는 엉덩관절, 무릎관절 굽힘이 생겨 엉덩방아를 찧는다. 이 환아의 보행 문제에 대한 대처로 적절한 물리 치료는 어느 것인가?

① 공 위에서 앉은 자세 유지 연습
② 공 위에서 엎드린 자세로 몸통 폄 연습
③ 받침대 위에서 앉아서 일어서기 연습
④ 벽에 엉덩이에 기댄 채 서서 풍선놀이
⑤ 낮은 받침대에 한쪽 다리를 올려 놓는 스텝 동작 연습

이 환아의 보행 문제에서 다리의 조절 능력이 부족하므로 다리의 조절 능력을 향상시켜 주는 훈련이 필요하다.

정답 319 ③ 320 ④ 321 ⑤

322 60세 남성이 10년 전 파킨슨병을 진단받았다. 일상 생활은 자립이 가능하다. 그러나 곧 다리가 약해져 자택에서 거듭 넘어지거나 굴렀다. 이 환자에 대한 지도로 적절한 것은 어느 것인가?

① 슬리퍼를 착용하도록 권한다.
② 발목관절에 탄성 밴드를 장착한다.
③ T자 지팡이를 사용한 보행을 지도한다.
④ 휠체어에서의 이동을 지도한다.
⑤ 집에서 난간 설치 위치를 옮긴다.

환자는 증상이 진행되어 균형잡기의 어려움이 보이고 있지만 독립적인 기능을 할 수 있으므로 혼과 야의 분류 3단계로 볼 수 있다.

① 슬리퍼는 낙상의 위험이 있으므로 권하지 않는다.
② 상체가 앞으로 쏠리게 되는 현상으로 넘어지게 되는 것으로 발목관절의 불안정이 있는 것은 아니다.
③ 지팡이는 상체를 앞으로 쏠리게 하는 현상을 더 심하게 만들 수 있고, 균형을 유지하기에는 부족한 면이 있으므로 보행기나 워커가 권장된다.
④ 휠체어에서의 이동은 파킨슨병 진행 단계에서 혼과 야의 분류 5단계이다. 환자는 균형잡기는 어려움을 보이지만 독립적인 기능을 할 수 있으므로 휠체어 사용을 권유하지 않는다.
⑤ 넘어질 때를 대비하여 잡을 수 있는 높이로 손잡이나 난간 위치를 변경한다.

323 복서 골절(Boxer fracture)에 대한 설명으로 맞는 것은?

① 엄지손허리뼈 바닥쪽 관절면을 침범한 골절 및 탈골
② 가운데 손가락에서 많이 발생
③ 산업장 손 골절의 50%를 차지
④ 손가락끝마디뼈를 무리한 힘으로 갑자기 굽힘시킬 때 발생
⑤ 40° 정도의 각 형성이 있어도 기능에는 지장이 없음

40° 정도의 각 형성이 있어도 기능에는 큰 지장을 주지 않음

정답 322 ⑤ 323 ⑤

[324~325] 다음 지문을 읽고 각 문제에 해당하는 답을 고르시오.

> 9세 소년이 뒤시엔느 근육위축증(Duchenne muscular dystrophy)을 앓고 있다. 도움 없이 보행이 가능하고, 의자에 앉았다 일어나는 것이 가능하지만 계단을 오르내리는 것은 불가능하다.

324 이 시기의 물리 치료로 적절하지 않은 것은?

① 넙다리네갈래근의 근력 유지 훈련
② 보행보조기를 이용한 보행 훈련
③ 장딴지세갈래근(calf m.) 스트레칭
④ 네발기기
⑤ 맨손을 이용한 가슴우리(흉곽) 확장 훈련

① 환자는 엎드린 상태에서 일어서게 하면 바로 일어서지 못하고, 처음에는 네발기는 자세를 취하고 연이어서 손으로 다리를 짚으면서 천천히 일어나게 되는데, 이것은 넙다리네갈래근 등이 약화되어 나타나게 되는 현상이다. 이것을 gower의 징후라고 한다.
② 환자는 현재 뒤시엔느 근육이영양증 3단계로 보이며, 4단계까지 보행이 가능한 단계이다. 도움 없이 보행이 가능한 상태이므로 보조기를 사용하지 않는다.
③ 장딴지근육에 가성 근육비대증이 있기 때문에 장딴지세갈래근의 스트레칭을 해준다.
④ 몸쪽근육인 어깨, 엉덩이, 가슴 근육의 약화를 네발기기 자세에서 강화시킬 수 있다.
⑤ 호흡근육 약화로 얕은 호흡을 하게 되어 가슴우리 확장 훈련을 통하여 호흡 훈련을 해주어야 한다.

정답 **324** ②

325 1년 후 보행이 불안정하여 학교 화장실에서 친구의 도움을 받아 일어서야 했다. 기능장애 분류 단계는 어느 것인가?

① 2단계   ② 3단계   ③ 4단계
④ 5단계   ⑤ 6단계

다음 표를 참고하세요.

단계	증상
1단계	허리앞굽음(lumbar lordosis)으로 보행 시 약간의 흔들림이 있지만 혼자서 계단을 올라갈 수 있음
2단계	허리앞굽음(lumbar lordosis)으로 보행은 상당히 흔들리고, 계단을 올라가는 데 도움이 필요함
3단계	허리앞굽음(lumbar lordosis)이 심하여 보행은 매우 흔들리며, 계단을 올라갈 수 없음, 그렇지만 의자에서 일어설 수 있음
4단계	허리앞굽음(lumbar lordosis)이 매우 심하여 보행이 매우 흔들리고, 의자에서 일어설 수 없음, 4단계까지 보행 가능함
5단계	휠체어에서는 좋은 자세로 앉을 수 있고, 운전, 일상 생활 동작에 지장이 없음, 보행은 불가능함
6단계	휠체어를 움직일 수는 있지만, 일상 생활 동작에는 도움이 필요함
7단계	휠체어를 움직일 수는 있지만, 자세가 좋지 않고 등받이가 필요함
8단계	누워 지내며, 완전한 도움이 필요함

326 80세 여성이 3달 전에 거실에서 엉덩방아를 찧었다. 그 이후로 2개월 뒤 제5허리뼈 압박 골절로 진단되어 허리 통증이 지속되고 있다. 주의를 주면 1km 이상 보행이 가능하지만 평소 넘어질 느낌이 들어 집에서 생활하고 있다. ICF(국제 기능장애 건강 분류 체계)에 근거한 기재의 조합으로 잘못된 것은?

① 개인적 요인 – 외향성 중등도 장해
② 심신 기능 – 전도감의 중등도 기능장해
③ 신체의 기능/구조 – 허리의 중등도 구조적 장해
④ 활동 – 자택 내 이동(능력)이 가능(어려움 없음)
⑤ 활동 제한 – 장거리 도보(능력) 불가능(어려움)

ICF는 신체 기능과 구조, 활동, 참여를 기술하여 건강과 건강 관련 요소를 분류한다.

정답 325 ③   326 ①

327 Hippocrates 방법을 가장 잘 설명하고 있는 것은?

① 환자를 침대모서리에 엎드려 눕게 한 후 손목관절에 추를 달아 당김
② 환자의 겨드랑이에 치료사의 발을 넣어 환자의 팔을 당김
③ 팔꿈관절을 90° 굽힘 상태로 1분간 당기며, 팔을 바깥돌림, 모음, 안쪽돌림
④ 가장 안전한 정복 방법
⑤ 바로 누운 자세에서 팔을 바깥돌림, 벌림시킨 상태로 힘을 적용

[Hippocrates 방법]
• 환자를 침대 위에 바로 눕히고 환자의 겨드랑이에 치료사의 발을 넣어 환자의 손목관절(수근관절 ; wrist joint)과 손을 잡고 팔을 바깥돌림(외회전), 안쪽돌림(내회전)시키면서 당김

328 모자보건 사업의 목적은?

① 모자의 건강 증진과 생명의 보호 및 질병, 상해 등을 예방하여 국민 보건을 향상시키기 위함이다.
② 가족계획 사업을 강화하기 위함이다.
③ 양친으로 하여금 신생아를 위한 정서적·사회적으로 좋은 환경을 이룩할 수 있도록 도와주기 위함이다.
④ 태아의 건강한 출산과 쉬운 분만을 위함이다.
⑤ 분만 시까지의 모자 건강 요구를 충족시키기 위함이다.

모자보건 사업의 목적은 모성의 생명과 건강을 보호하고 건전한 자녀의 출산과 양육을 도모하여 국민 보건의 향상에 이바지하기 위함이다.

329 다음 중 부정 융합의 원인으로 맞는 것은?

① 심한 연부조직의 손상
② CNS 손상으로 인한 경련성 마비
③ 골절부의 혈류장애
④ 연부조직이 골절부 속으로 삽입
⑤ 융합에 필요한 골편의 상실

CNS 손상으로 인한 경련성 마비는 부정 융합의 원인이다.

정답 327 ② 328 ① 329 ②

330 멜라닌 대사장애에 대한 설명으로 맞지 않는 것은?

① 흑색종은 멜라닌 대사장애가 원인이다.
② 색소성 모반은 멜라닌 대사장애가 원인이다.
③ 백반증은 피부에 백색반이 나타난다.
④ 멜라닌 색소의 과다는 백반증을 일으킨다.
⑤ 몽고인반은 엉치뼈(sacrum) 진피에 멜라닌이 침착되어 나타난다.

[멜라닌 대사장애]
• 백반증 : 멜라닌 결핍으로 인하여 피부에 백색반이 나타나는 탈색소 질환
• 몽고인반 : 엉치뼈(sacrum) 진피에 멜라닌이 침착되어 나타남
• 색소성 모반 : 털뿌리(모근)의 기형으로 하등동물의 감각반의 흔적
• 흑색종 : 악성도가 강한 흑색암으로 콩팥 전이 시 소변으로 멜라닌이 배출되어 색이 검어짐

331 50세 남성이 다발성 경화증의 재발로 입원하여 요양 중이다. 팔다리는 경련성 마비와 운동장애가 보인다. 서 있는 상태로 유지가 가능하나 Romberg 징후가 보인다. 신경 증상을 완화하기 위해 물리 치료를 시작했다. 이 환자에게 적절한 물리 치료는 무엇인가?

① 근육 스트레칭을 한다.
② 조기 보행보조기구를 제작한다.
③ 수축을 위한 온열 요법을 시행한다.
④ 운동장애의 개선을 위해 무거운 추를 달아 생활한다.
⑤ 근력 저하 개선을 위해 IRM(자신이 최대의 힘을 써서 1번 반복할 수 있는 무게)으로 근력 강화를 한다.

① 다발성 경화증 환자에 있어서 지속적인 운동과 활동은 중요하다. 운동은 가벼운 운동으로 하며, 기본적인 스트레칭은 항상 포함시켜야 한다.
② 조기에 보행보조기를 착용할 필요는 없다.
③ 냉습포나 얼음물 마사지를 시행한다. 냉을 적용하여 근육 또는 신경의 전도지연이 일어나 근방추의 활동을 억제시켜 경련성 마비의 감소를 돕는다.
④, ⑤ 다발성 경화증 환자는 피로를 느끼지 않을 범위에서 가볍게 운동을 하는 것이 좋다.

332 주어진 내용에 해당하는 감염병은?

> 열과 자신에 발진이 생기는 급성 감염병이다.
> 환자의 격담, 비인후 분비물에 의한 비말 감염으로 공기로 전파된다.
> 구진성 발진과 입 안에 코플릭 반점이 나타나는 것이 특징이다.
> 합병증으로 중이염, 폐렴, 뇌염 등이 있다.

① 백일해   ② 홍역
③ 디프테리아   ④ 폴리오
⑤ 발진티푸스

[홍역]
• 주어진 보기 외에
• 모든 사람에게 감수성이 있고, 병을 앓고 난 후는 영구면역을 얻음
• 감염 후 8~12일의 잠복기를 거쳐 발열, 콧물, 기침, 결막염, 피부의 반점
• 전신에 3일 이상 발진이 지속된 후 회복기로 이행 등

정답 330 ④ 331 ① 332 ②

333 피로 골절의 원인으로 맞는 것은?

① 강한 힘에 눌려서 발생
② 뼈 자체의 질환
③ 지속적으로 가해지는 약한 충격
④ 둔탁한 외력이 광범위하게 가해진 경우
⑤ 순간적인 외력이 직선상으로 작용한 경우

① 함몰 골절
② 병적 골절
④ 분쇄 골절
⑤ 횡상 골절

334 DF파의 설명으로 맞는 것은?

① 진동 형태이며, 강한 자극
② 교류를 반파 정류한 것으로 약 50Hz의 주파수를 사용
③ 매우 우수한 진통 효과가 있으며, 특히 만성 통증 질환에 효과적
④ 급성 및 만성 통증의 질환에 사용
⑤ 대부분의 질환에서 초기 치료로 이용

[DF파 (Fixed Diphase Wave)]
• 교류를 전파 정류한 것으로 약 50Hz의 주파수를 사용
• 일시적인 진통 작용, 충혈 그리고 교감신경계의 진정 작용
• 거의 대부분의 질환에서 초기 치료로 이용
• 경련성 순환장애, 교감신경계에서 기인된 통증 질환에 효과

①, ②는 MP파
③은 CP파
④는 LP파

335 28세 여성이 선천적으로 건강했으나 1주 전에 갑자기 회전성의 현기증이 발생했다. 양성 돌발성 체위성 현기증(BPPV)을 진단받아 물리 치료를 시작하였다. 초기 평가 시에는 앉은 자세는 가능하지만 선 자세의 유지는 불안정했다. 감시하지 않는 상태에서 안구진탕을 보이고, 자세 변환 시에 현기증이 악화되었다. 이 문제를 개선하기 위한 물리 치료로 적절한 것은 어느 것인가?

① 바로 누운 자세로 수동적 관절 가동 범위 운동
② 외력을 가한 앉은 자세 유지 연습
③ 앉은 자세로 경부 회선 운동에 의한 전정 자극
④ 안진이 출현하지 않은 자세에서 기본 동작 연습
⑤ 지팡이를 이용한 보행 연습

[양성 돌발성 체위성 현기증(BPPV)]
• 특정 체위에서만 나타나는 안구진탕이 특징이다. 내이의 반고리관에 있는 마루나 내 림프액에 퇴행성에 조직 파편이 발생하여 이 이동성 결석으로 인해 몸의 자세에 따라 심한 현기증을 유발하게 되는 질환을 말한다.

정답 333 ③ 334 ⑤ 335 ③

336 65세 남성이 뇌경색을 앓고 있다. 합병증인 급성 심부전 때문에 발병한 지 14일 후부터 훈련을 시작하게 되었다. 훈련 시작 다음 날 보행 훈련 중 갑자기 가슴 통증을 호소, SpO$_2$(경피적 산소포화도)가 97%에서 88%로 떨어졌다. 가능성 있는 질환으로 가장 적절한 것은?

① 위경련
② 폐색전증
③ 천식 발작
④ 저혈당 발작
⑤ 기립 저혈압

① 여러 가지 원인에 의해 위장의 운동이 비정상적으로 증가하면서 과도한 수축을 일으켜 명치 끝 부위에 심한 아픔이 생기는 것을 말한다. 명치 끝을 쥐어 비트는 듯한 통증이 심해지다가 감소하는 형태가 반복적으로 나타나며, 오심, 구토가 동반되기도 한다.
② 심부정맥의 혈전이 이동하여 폐혈관을 막은 상태이다. 폐색전증의 증상으로는 갑작스러운 호흡곤란, 숨차는 현상이다. 기타 증상으로는 불규칙한 심장 박동, 청색증(산소포화도 감소), 가슴 통증이 나타날 수 있다.
③ 천식의 전형적인 발작은 가벼운 천명, 기침뿐인 것으로부터 심한 노력성 호흡과 호흡곤란을 수반하는 것까지 여러 가지의 단계가 있다.
④ 체내에 당이 줄어 들어 수치가 낮아져 심하면 발작을 일으키는 것을 말한다. 당뇨병 환자들에게서 자주 나타나게 된다. 끼니를 제때 챙겨먹지 않은 경우, 공복에 운동을 하거나, 혈당 수치가 낮을 때 운동을 한 경우, 당뇨병 환자가 인슐린 분비제를 과다 복용했을 경우 등이 저혈당 발작을 유발할 수 있다.
⑤ 기립 시 혈압조절기구에 장애가 있기 때문에 기립 시 혈압이 낮아지고, 어지럽고, 때로는 실신하게 되는 상태이다.

337 변성(Degeneration)에 대한 설명이 맞는 것은?

① 상해를 받은 세포가 죽는 현상이다.
② 위해한 자극에 대한 생체조직의 국소적 방어 반응이다.
③ 손상 받은 세포에 이물질이 축적되는 현상이다.
④ 죽은 세포의 집단이 생체의 한 부분을 이루고 있다.
⑤ 혈액 공급의 감소로 세포 기질이 상실된 상태이다.

[변성(Degeneration)]
• 손상 받은 기관의 세포에 존재하지 않았던 물질이 병적으로 출현하여 축적되는 현상

정답 336 ② 337 ③

[338~339] 다음 지문을 읽고 각 문제에 해당하는 답을 고르시오.

70세 여성이 왼쪽 변형성 무릎관절증에 대한 인공관절치환술 후 2주 경과되어 수술쪽 다리에 깊은정맥혈전증이 발병했다.

338 물리 치료로 적절한 것은 어느 것인가?

① 왼쪽 무릎관절의 능동 굽힘 폄 훈련
② 왼쪽 무릎관절의 수동 굽힘 폄 훈련
③ 양다리관절의 능동 발바닥쪽 굽힘 훈련
④ 오른쪽 넙다리네갈래근의 등장성 수축 훈련
⑤ 왼쪽 다리 폄위 올림(거상) 훈련(SLR 훈련)

혈전이 떨어져 폐동맥색전증을 일으키거나 할 수 있기 때문에 왼쪽 다리의 운동은 삼간다.

339 이후 심부정맥혈전증은 치료했지만 수술쪽 무릎 굽힘 구축과 통증이 있다. 물리 치료 요법으로 적절하지 않은 것은 어느 것인가?

① 적외선
② 초음파
③ 와류욕
④ 극초단파 요법
⑤ 핫팩

[극초단파 금기증]
- 악성 종양
- 허혈성 조직
- 중등도 및 과도한 부종
- 젖은 붕대 및 부착된 테이프
- 금속 이식물
- 심박조절기
- 성장하는 뼈
- 남성 생식기
- 출혈 부위
- 결핵성 관절
- 눈
- 열과민성 환자

정답 338 ④ 339 ④

340 관절 가동 범위 운동에 대한 설명으로 맞지 않는 것은?

① 관절 가동 범위는 움직임이 가능한 최고 범위를 의미한다.
② 치료 이전에 움직임의 평가를 위해 적용하기도 한다.
③ 치료적 목적으로 제공되는 기초적 기술이다.
④ 통증 범위 내에서만 이루어지는 운동이다.
⑤ 관절 가동 범위 운동으로 신장 운동과 관절가동술이 있다.

[관절 가동 범위 운동]
- 관절 가동 범위(ROM)는 일반적으로 움직임이 가능한 최고의 운동 범위를 의미
- 관절 가동 범위 운동은 치료적 중재와 움직임의 평가를 위해 적용되는 기초적 기술
- 관절 가동 범위의 단위는 도(degree)이며, 보통 관절각도계(goniometer)로 측정
※ 관절 가동 범위 운동은 통증이 없는 범위(pain free range) 내에서만 실시
※ 관절 가동 범위 운동은 가동 범위를 증진시키는 신장 운동과 관절가동술에는 해당되지 않음

341 46세 여성의 BMI는 29이다. 양측 엉덩관절염으로 엉덩관절 주위의 근력 저하와 체중 부하 시 허리 통증이 있다. 물리 치료로 적합하지 않은 것은?

① 지팡이를 이용한 보행 훈련
② 수중 보행으로 유산소 운동
③ 계단 오르기로 근력 강화 훈련
④ 바로 누운 자세로 하체근육 스트레칭
⑤ 자전거 에르고미터로 근지구력 훈련

① 체중 부하를 감소할 수 있도록 지팡이를 이용한 보행 훈련을 실시한다.
② 수중 보행을 통하여 체중 부하를 최소한으로 낮춰 유산소 운동을 진행할 수 있도록 돕는다.
③ 체중 부하 시 허리 통증이 있으므로 체중 부하를 최소한으로 한 상태에서 근력을 강화시켜 주어야 한다.
④ 체중 지지를 하지 않는 바로 누운 자세에서 하늘로 다리를 뻗어 근육을 스트레칭한다.
⑤ 전동자전거를 통하여 체중 지지를 하지 않고 근지구력 훈련을 할 수 있다.

342 환자의 손상 정도가 4점이 나왔다. 이 환자의 PT 중재에 해당하는 것은?

① 능동 운동 시행　② 능동보조 운동 시행
③ 욕창 & 구축 방지　④ 근강화
⑤ 저항 운동 시행

5점 이하는 식물인간이다.

정답　340 ⑤　341 ③　342 ③

343 12개월 이전의 CDH 치료에 대한 설명으로 맞지 않는 것은?

① 생후 6개월 이상인 경우 피부 당김을 시행한다.
② Von rosen splint를 이용하여 엉덩관절 굽힘, 벌림 유지한다.
③ Pavlik harness 착용한다.
④ 너무 심한 벌림이나 정복은 피해야 한다.
⑤ 모음근 절단 후 뼈 당김 2~3주 시행한다.

[12개월 이전의 CDH 치료]
- 엉덩관절(고관절 ; coxa) 정복 상태로 von rosen splint 또는 abduction brace를 이용하여 엉덩관절을 굽힘, 벌림을 유지
- Pavlik harness 착용으로 점진적인 탈구 정복을 적용할 수도 있음
- 생후 6개월 이상인 경우 정복하기 전 1~3주간 피부 당김을 하며, 정복 후 보장구 대신 석고 고정을 하기도 함
- 너무 심한 벌림이나 정복은 피함

344 가장 일어나기 쉬운 변질로 주로 부패균인 혐기성 또는 호기성 미생물의 작용에 의하여 단백질이 분해되어 아민이나 암모니아가 생성되어서 악취가 나는 현상은 무엇인가?

① 부패 ② 변패
③ 숙성 ④ 발효
⑤ 자기소화

① 부패 : 가장 일어나기 쉬운 변질로 주로 부패균인 혐기성 또는 호기성 미생물의 작용에 의하여 발생
② 변패 : 질소 성분이 함유되지 않은 유기화합물로서 당질이나 지방질의 식품이 미생물에 의해 분해되어 변질되는 것
③ 숙성 : 조류나 포유류의 경화 조직이 연화되면 맛과 향이 증가되어 식용에 적합하게 됨
④ 발효 : 유기물(식품)이 미생물에 의하여 분해되면서 사람에 유용한 물질을 생성하는 현상을 말함
⑤ 자기 소화 : 사후 강직 후에 사체 내의 효소 반응에 의하여 근육의 연화 작용이 일어남

345 중주파의 특성에 대한 설명으로 맞는 것은?

① 주파수와 피부 저항은 비례한다.
② 치료 시 에너지 소실로 체내에 전기가 잘 전달되지 않는다.
③ 금속이 매입된 부위 치료가 어렵다.
④ 전극의 위치에 따라 치료 부위를 쉽게 선택할 수 있다.
⑤ 한 방향으로 강한 자극을 주어 넓은 부위 치료에 좋다.

① 주파수와 피부 저항은 반비례 관계이다. 때문에 중주파가 저주파보다 피부 저항이 낮아서 훨씬 편안한 느낌을 준다.
② 에너지 소실이 적어 체내에 전기가 잘 전달된다.
③ 금속이 매입된 부위 치료
⑤ 두 방향으로 강한 자극 주어 넓은 부위 치료에 좋음

정답 343 ⑤ 344 ① 345 ④

346

62세 여자가 3개월 전부터 오른쪽 어깨가 아파서 움질일 수가 없어서 병원에 왔다. 어깨 통증은 밤에 더 심해졌다. 10년 전에 당뇨병 진단받고 치료 중이다. 신체 검사에서 오른쪽 어깨 압통이 있었다. 단순 X선 사진에서 뼈와 관절은 정상이었다. 질환은?

① 석회화건염(calcific tendonitis)
② 유착성 관절낭염(adhesive capsulitis)
③ 회전근개 파열(rotator cuff rupture)
④ 충돌증후군(Impingement syndrome)
⑤ 이두박근건염(bicipital tendonitis)

제시된 보기 모두 어깨 압통, 운동제한을 일으킬 수 있다.

① , ⑤ X-ray에서 뼈와 관절은 정상 소견이었으므로 배제할 수 있다.
② 10년 간의 당뇨병 병력은 유착성 관절낭염을 시사한다.
③ , ④ 충돌 자세에 의해 유발된 통증이 아니므로 충돌증후군은 배제할 수 있고, rotator cuff rupture는 95%가 충돌증후군에 속발되므로 역시 배제할 수 있다.

347

63세 남자가 어제부터 갑자기 물건이 두 개로 보이기 시작한다며 병원에 왔다. 진찰 결과 오른쪽 눈은 움직임이 없이 고정되어 있었고, 왼쪽 눈의 움직임은 정상이었다. 왼쪽은 감각이 정상이었으나 오른쪽은 이마부터 윗입술까지 감각이 떨어져 있는 소견을 보였다. 이 환자의 병터와 관계없는 신경은?

① 위턱신경(maxillary nerve)
② 아래턱신경(mandibular nerve)
③ 눈돌림신경(oculomotor nerve)
④ 도르래신경(trochlear nerve)
⑤ 갓돌림신경(abducent nerve)

- 오른쪽 눈이 움직임이 없이 고정되었다는 것은 오른쪽의 뇌신경 3, 4, 6번이 모두 마비되었음을 의미한다. 또한 이마부터 윗입술까지 감각이 떨어져 있다는 것은 뇌신경 5번인 삼차신경(trigeminal nerve)의 1, 2번째 분지인 눈신경(ophthalmic nerve)과 위턱신경(maxillary nerve)의 마비를 의심할 수 있다.
- 마비된 신경들이 공통적으로 지나는 구조물은 해면정맥굴(cavernous sinus)로, 이곳에 병변이 발생하면 문제의 환자와 같은 증상을 호소할 수 있다.
- 따라서 답은 해면정맥굴을 지나는 신경인 삼차신경의 3번째 분지, 아래턱신경(mandibular nerve)이다.

348

엉덩이가 조이듯이 아파서 내원한 66세 남자이다. 조깅할 때 더 아팠으며, 조깅을 멈추면 5분 이내 통증이 완화되었다. 원인이 되는 혈관은?

① 속엉덩동맥
② 아래창자간막동맥
③ 바깥엉덩동맥
④ 온넙다리동맥
⑤ 위창자간막동맥

엉덩이 근육의 공급을 담당하는 혈관은 internal iliac artery이다.

정답 346 ② 347 ② 348 ①

349 갑자기 발생한 인지 기능 저하로 내원한 65세 여자이다. 평소 당뇨병과 고혈압으로 치료받고 있었다. 간단한 덧셈을 하지 못했고, 좌우를 구분하지 못했다. 자신의 이름을 쓰지 못했고, 글 또한 읽지를 못했다. 병터 부위는?

① 뇌교　　　　　② 마루엽
③ 시상하부　　　④ 관자엽
⑤ 뒤통수엽

우세대뇌반구의 마루엽에서 모이랑, 모서리위이랑이 손상될 경우에 손가락실인증, 몸의 좌우 혼동, 계산장애, 실서증이 동시에 나타나는 Gerstmann 증후군이 발생할 수 있다.

350 보건소의 사업 종류로 옳은 것은?

① 낮병동사업　　② 주간보호사업
③ 환경보건사업　④ 노인보건사업
⑤ 산업보건사업

[보건소의 사업 종류]
운동, 영양, 금연, 절주, 노인보건, 재활보건사업, 지역자원을 개발, 연계, 맞춤별 방문건강관리사업

351 오염 물질이 인체에 미치는 피해가 맞게 연결된 것은?

① 아황산 가스(SO_2) : 호흡기계 질환으로 기관지염, 기관지 천식, 폐기종 등이 생긴다.
② 벤젠(C_6H_6) : 적혈구 증가, 백혈병 등을 일으킨다.
③ 오존(O_3) : 시각장애, 기관지염, 유전인자를 변화시키며, 호흡기 질환을 일으킨다.
④ 납 : 이따이이따이병이 발생하며, 증상은 허리, 뼈마디, 뼈조직의 통증이 심하다.
⑤ 일산화탄소(CO) : 연탄 가스 중독의 원인 물질이며, 산소 중독증을 일으킨다.

• 납 : 미성숙 적혈구 증가, 적혈구 감소, 조혈 계통 장애, 안면창백증, 신경 계통 장애, 팔다리의 심근마비 등 유발
• 카드뮴(Cd) : 이따이이따이병이 발생하며, 증상은 허리, 뼈마디, 뼈조직의 통증이 심함
• 벤젠 : 적혈구 감소
• 오존 : 시각장애, 기관지염, 유전인자를 변화시킴
• 일산화탄소 : 산소결핍증을 일으킴

정답　349 ②　350 ④　351 ①

[352~353] 다음 지문을 읽고 각 문제에 해당하는 답을 고르시오.

> 40세 남성이 Charcot-Marie-Tooth 병을 진단받고, 최근에는 절뚝거림이 보였다. 재활 요법과 진찰 및 물리 치료가 시작되었다.

352 이 환자에게 볼 수 있는 것은 어느 것인가?

① 척주측만 변형
② 엉덩관절 굽힘 제한
③ 무릎관절 굽힘 구축
④ 장딴지근 가성 비대
⑤ 발처짐(foot drop)

- 샤르코-마리-투스 질환은 인간의 염색체에서 일어난 유전자 중복으로 인해 생기는 유전성 질환이다.
- 증상으로는 운동신경과 감각신경의 손상에 의해 팔다리근육의 힘이 약해지고, 감각 소실과 이상 감각이 발생한다.
- 샤르코-마리-투스병은 엄지발가락을 들어올리는 근육이 약해지는 발처짐(foot drop)을 시작으로 발목을 위로 올리거나 바깥으로 미는 힘이 약해지게 된다.

353 이 환자에게 사용하는 보조기로 적절한 것은?

① 덕대식 스프링 부착 장구
② 장하지 보조기
③ 무릎 고정보조기
④ 단하지 보조기
⑤ 발허리뼈 패드

여러 가지 원인으로 나타나는 발꿈치들린휜발증, 발처짐, 곤봉발 등에 대하여 선자세나 보행의 불안정성을 개선하기 위하여 발목관절의 발등 굽힘, 발바닥 굽힘을 보조, 제한, 고정, 관절의 변형 방지를 행하기 위한 보조기이다.

354 충혈(Hyperemia)에 대한 설명이 맞는 것은?

① 국소의 소동맥이 확장되어 혈류량이 증가된 상태이다.
② 혈액이 혈관 밖으로 유출되는 현상이다.
③ 심장판막증, 심장근육장애가 원인이다.
④ 체강 내 (intracoelomic)에 물이 고여 gel 부분의 기질이 정상보다 많아지는 현상이다.
⑤ 정맥혈의 혈류가 장애를 받아 조직 내 혈액이 정체된 상태이다.

[충혈(Hyperemia)]
- 국소의 소동맥 혹은 모세혈관이 확장되어 국소부에 혈액 공급이 평소보다 증가된 상태

정답 352 ⑤ 353 ④ 354 ①

355 먹는 물의 수질 기준과 관련된 내용이다. 맞는 것은?

① 대장균군은 10mL에 10이 전부 음성이어야 한다고 규정하고 있다.
② 질산성 질소의 검출은 유기물에 오염된 지 얼마 안 되었음을 의미한다.
③ 일반 세균은 검수 10mL 중 100CFU를 넘으면 안 된다.
④ 먹는 물의 수소 이온 농도는 pH 8.5 이상이어야 한다.
⑤ 과망간산 칼륨은 1L당 100mg 이하가 되어야 한다.

② 유기물의 오염이 오래된 상태의 물이라는 것을 의미
③ 일반 세균은 1mL 중 100CFU를 넘지 아니할 것
④ 먹는 물의 수소 이온 농도는 pH 5.8~8.5이다.
⑤ 과망간산 칼륨은 1L당 10mg 이하

356 가로가시근의 기능으로 맞는 것은?

① 머리의 폄
② 머리목부 굽힘과 돌림
③ 몸통의 굽힘
④ 척추세움근 보조
⑤ 척추를 지지하고 폄

[가로가시근]
• 척추세움근 보조
• 반가시근, 뭇갈래근, 가시사이근, 가로사이근

357 물리치료실의 감염 예방에 적절하지 않은 것은 어느 것인가?

① 방의 온도는 적절하게 유지한다.
② 세면대에는 발로 물을 키는 버튼을 설치한다.
③ 손은 환자의 치료마다 씻는다.
④ 비누를 사용하여 흐르는 물에 20초 정도 씻는다.
⑤ 화장실 후 기존 천 수건으로 닦는다.

화장실 사용 후에는 멸균된 일회용 타월을 이용하여 손을 닦는다. 손을 씻은 후에 수도꼭지를 잠글 때에도 타월을 이용하여 잠그고 손을 닦는다.

정답 355 ① 356 ④ 357 ⑤

358 다음 중 치료 방법과 설명이 맞게 연결된 것은?

① Temple fay – 계통발생학적 과정에 근거
② Bobath – 감각 조절 자극과 개체발생학적 단계의 이용
③ PNF – 비정상적인 반사를 억제하고 정상적인 반사를 촉진
④ Vojta – 고유수용기를 이용하여 기능적 운동 증진
⑤ NDT – 운동 유발을 일으키는 지점에 압력을 가해 반응을 유도

- NDT : 비정상적인 반사를 억제하고 정상적인 반사를 촉진
- Vojta : 동작을 반복하여 두뇌에 정상 운동 패턴을 일으키도록 고안된 신경운동학적 치료법

359 질병 발생 기전의 설명으로 맞는 것은?

① 질병은 숙주, 병원체, 환경의 상호 작용에 의해 결정된다.
② 질병은 숙주의 면역 능력이 저하될 때에만 발생한다.
③ 질병은 숙주가 육체적·정신적으로 건강하기만 하면 발생하지 않는다.
④ 질병은 환경 요인에 의해서만 발생한다.
⑤ 질병 발생에서 병원체 요인은 다른 요인에 비해 크게 작용하지 않는다.

건강과 질병은 병원체, 숙주, 환경의 상호 작용에 의해 결정된다.

360 Push-up이 가능하고 침대에서 의자차로 이동이 가능한 척수 손상 레벨은?

① C3 ② C4 ③ C5
④ C6 ⑤ C7

[C7 손상]
- C6의 근육 뿐만 아니라 위팔세갈래근, 손가락굽힘근굴근의 사용 가능
- Push-up이 가능하고 침대에서 의자차로 이동이 가능

정답 358 ①   359 ①   360 ⑤

361 미세전류 치료에 대한 설명으로 맞는 것은?

① 수술 후 개방성 상처의 치유 촉진에 부적합하다.
② 부종이나 오십어깨, 관절염에 사용해도 된다.
③ 심장박동기 착용 환자나 임신한 환자에게 사용할 수 있다.
④ 척수추간판탈출증 환자에게는 금기이다.
⑤ 극저전류 치료와 함께 단파 치료를 적용 시 통증 감소에 매우 효과적이다.

- 심전도의 모니터를 함께 작동시키거나 단파 및 극초단파를 주위에서 사용하면 안 된다. 왜냐하면 이들 전파는 극저전류 치료에 영향을 주거나 기계 손상을 초래하기 때문이다.
- 수술 후 개방성 상처의 치유 촉진
- 임신한 환자나 심장박동기 착용 환자는 금기
- 척수추간판탈출증 환자에게는 적응증

362 28세 남자가 자동차에 치였다. 몇 분간 의식이 있은 후 무의식 상태로 빠져들었다. 신체 진찰에서 오른쪽 동공이 확대되었고, 눈동자가 바깥쪽 아래쪽으로 돌아가 있었다. 머리 방사선 사진에서 오른쪽 관자뼈 골절이 관찰되었다. 손상 받은 뇌신경은?

① 시각신경(optic nerve)
② 눈돌림신경(oculomotor nerve)
③ 눈신경(ophthalmic nerve)
④ 갓돌림신경(abducent nerve)
⑤ 얼굴신경(facial nerve)

동공 확대, 안구의 아래 및 바깥쪽 이동은 눈돌림신경(CN III) 손상을 나타내는 소견이다.

363 50세의 남자가 기침과 함께 피를 토하여 왔다. 기관지경검사(bronchoscopy)에서 윈위엽기관지의 이상 소견을 발견하고 윈위엽기관지를 허파조직과 함께 제거하기로 하였다. 종양이 처음 있었던 것으로 생각되는 기관지를 허파조직과 함께 제거하기로 하였다. 종양이 처음 있었던 것으로 생각되는 기관지를 허파조직과 함께 제거하기로 하였다. 종양이 처음 있었던 것으로 생각되는 기관지허파 구역(bronchopulmonary segment)은?

① 앞구역과 뒤구역
② 안쪽구역과 가쪽구역
③ 꼭대기구역과 뒤구역
④ 꼭대기뒤구역과 앞구역
⑤ 앞바닥구역과 뒷바닥구역

윈위엽은 꼭대기뒤구역, 앞구역, 위혀구역, 아래혀구역의 네 구역으로 구성되어 있다.

정답 361 ② 362 ② 363 ④

364 20세 남자가 농구경기 중에 오른 발목을 삔 후 심한 통증으로 왔다. 발바닥이 안쪽으로 향한 상태로 발목을 삐었다고 하였다. 신체 진찰에서 오른 복사(malleolus) 주위가 부어 있었으며, 이 부위를 누르거나, 발을 안쪽번짐(inversion) 자세로 하면 더 아프다고 하였다. 발목 부위 방사선 촬영에서 골절은 보이지 않았다. 발목 관절을 지탱하는 인대 중에서 손상되었을 가능성이 큰 것은?

① 세모인대(deltoid ligament)
② 긴발바닥인대(long plantar ligament)
③ 앞목말종아리인대(anterior talofibular ligament)
④ 뒤정강종아리인대(posterior tibiofibular ligament)
⑤ 안쪽목말발꿈치인대(medial talocalcaneal ligament)

- 발바닥이 안쪽으로 향한 상태로 발목을 삐었다고 하며, 발을 안쪽번짐(inversion)시켰을 때 더 아팠다고 했으니 외측복사(lateral malleolus)쪽 인대 중에서 안쪽번짐 시 신장되는 인대가 손상되어 있을 것으로 추측할 수 있다.
- Ligament는 anterior talofibular ligament이다.
- 뒤정강종아리인대는 정강뼈(tibia)와 종아리뼈(fibula)를 이어주는 인대이며, 뼈사이인대(interosseuos lig.)를 강화해주는 역할을 한다.
- 다른 보기의 인대들의 존재하는 위치는 손상되어 부어오른 부분과 합치하지 않는다.

365 35세 남자가 2일 동안 과도한 업무로 충분한 휴식을 취하지 못하였다. 심한 어지러움, 메스꺼움, 구토와 두통을 호소하였고, 이러한 증상은 없어졌다 나타나기를 반복하였다. 처음에는 한쪽 귀에서 액체로 귀가 꽉 찬 것 같은 압박감을 느꼈다고 하였다. 이와 관련된 구조물은?

① 평형반(maculae)
② 타원주머니(utricle)
③ 달팽이관(cochlear duct)
④ 고실계단(scala tympani)
⑤ 속림프관(endolymphatic duct)

- 문제의 환자의 증상은 메니에르병이다. 메니에르병은 반복적인 이명(tinnitus), 청각 소실(hearling loss), 현훈(vertigo)의 증상으로 나타나며, 이러한 반복적인 증상은 귀에서 압력을 느끼는 것, 소리가 왜곡되어 들리는 것, 소리에 민감해지는 것과 동반해서 나타난다.
- 이 병의 대표적인 기전은 fluid drainage가 정상적으로 이루어지지 못하여 내림프 수종으로 인해 endolymphatic duct가 팽창되면 해부학적으로 인접한 cochlear aqueduct의 폐색이 발생하는 것이다.

정답 364 ③ 365 ⑤

366 아래 환자의 왼쪽 손에서 문제가 생긴 신경은?

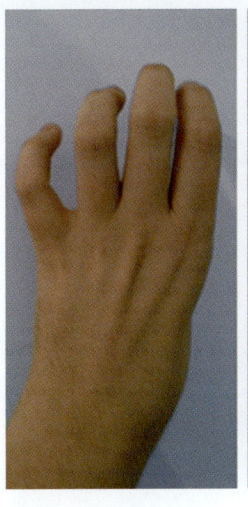 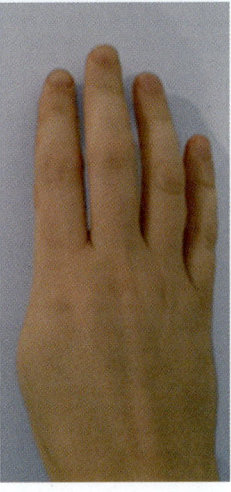

① 겨드랑신경(axillary n.)
② 근육피부신경(musculocutaneous n.)
③ 노신경(radial n.)
④ 자신경(ulnar n.)
⑤ 정중신경(median n.)

왼손의 등쪽벌레근(dorsal interosseous mm.)이 현저하게 위축되어 있는 것이 관찰되며, 이 근육은 ulnar nerve의 지배를 받는다.

367 주어진 그림을 통해 알 수 있는 검사법은?

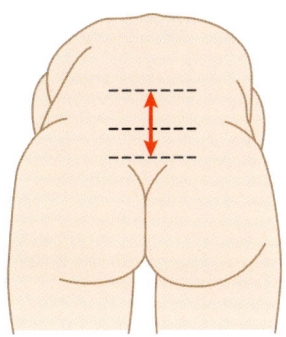

① 쇼버 검사
② 라크만 검사
③ 피에달루 검사
④ 맥머레이 검사
⑤ 루스 검사

[쇼버 검사]
- 허리 척주의 움직임을 측정하는 검사
- 기립 자세에서 허리뼈와 엉치뼈 경계의 위쪽 10cm, 아래쪽 5cm가 되는 곳에 나란히 수평선을 그린 다음, 앞쪽으로 최대한 구부리게 한다.
- 정상인은 두 선의 사이가 적어도 5cm 이상이지만 강직성 척추염이 발생한 환자는 그 이하가 된다.

정답 366 ④ 367 ①

368 45세 남자가 왼쪽 엄지발가락 통증 때문에 병원에 왔다. 어제 밤에 회사에서 회식자리를 갖고 귀가 후 수면 중 갑자기 왼쪽 엄지발가락이 붓고 심한 통증이 생겨서 잠을 잘 수 없었다. 2년 전부터 2~3차례 비슷한 증상이 과식, 과음 후에 자주 나타났으며, 양쪽 엄지발가락에서 발생했었다. 발 X선 사진이다. 관련있는 질환은?

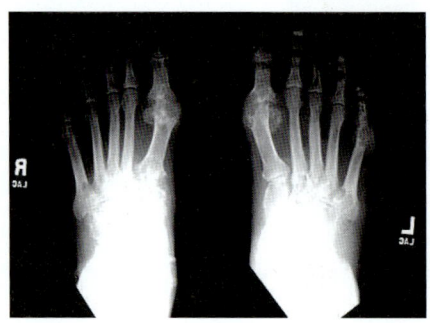

① 통풍
② 반응관절염
③ 세균성 관절염
④ 건선관절염
⑤ 바이러스 관절염

- 갑작스럽게 생긴 엄지발가락 통증으로 내원한 환자이다. 발 X선 사진 상 왼쪽 엄지발가락에 연부조직의 부종(edema)이 생긴 것을 확인할 수 있다.
- 이와 같이 엄지발가락에 부종과 함께 갑작스럽게 극심한 통증이 오는 대표적인 질환은 통풍이다. 따라서 가능성이 큰 질환은 통풍(gout)이다.

369 다음 그림에서 안쪽곁인대를 고르시오.

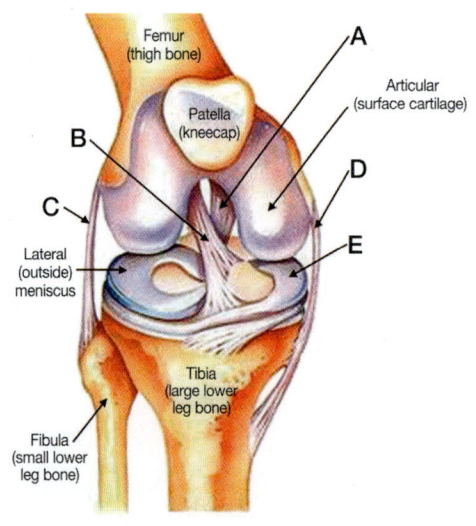

① A
② B
③ C
④ D
⑤ E

A = 뒤십자인대
　(posterior cruciate ligament)
B = 앞십자인대
　(anterior cruciate ligament)
C = 바깥쪽곁인대
　(lateral collateral ligament)
D = 안쪽곁인대
　(medial collateral ligament)
E = 안쪽반달
　(medial meniscus)

정답　368 ①　369 ④

370 70세 여자가 양쪽 무릎 통증 때문에 병원에 왔다. 무릎 통증은 2년 전부터 생겼고, 계단을 오르내리거나 오래 걸으면 심해졌고, 쉬면 호전되었다. 평소에 취미로 자주 등산을 했다고 하였다. 키 156cm, 몸무게 72kg이었고, 오른쪽 무릎을 움직일 때 소리가 들렸다. 무릎 X선 사진이다. 해당하는 질환은?

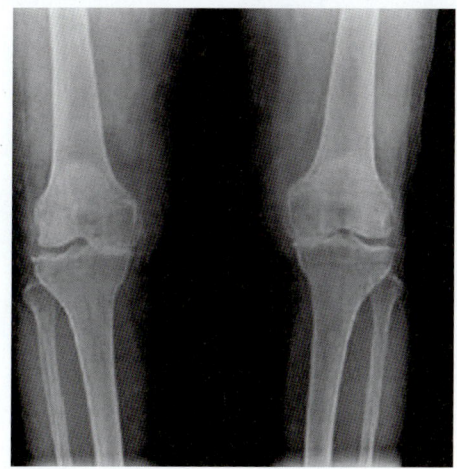

① 가성통풍 ② 골관절염
③ 건선관절염 ④ 류마티스 관절염
⑤ 결핵관절염

- 만성 무릎 통증을 주소로 내원한 환자이다. 무릎을 사용하는 상황에서 통증 악화를 호소하고 있다.
- 무릎 X선 사진 상 비대칭적으로 관절 공간이 좁아져 있고(asymmetrical joint space narrowing), 연골하 경화증(subchondral sclerosis)을 관찰할 수 있다.
- 전형적인 골관절염의 소견이다. 따라서 가능성이 큰 질환은 골관절염(osteoarthritis)이다.

[골관절염(osteoarthritis, OA)]
1) 정의 : 관절의 기능부전으로 관절의 모든 구조물이 병적인 변화를 일으킬 수 있는 가장 흔한 관절염, 노인에서 호발
2) 위험 인자
 (1) 유전적인 요인
 (2) 전신적인 요인 : 고령, 여성, 인종, 영양 상태
 (3) 관절 주위 요인 : 외상력, 주위 근력 약화, 골밀도 증가, 배열 이상, 고유감각 이상
 (4) 관절의 부하 : 비만, 손상을 일으키는 신체 활동
3) 임상 증상
 (1) 비염증성
  ① 조조강직 <30분
  ② 활동에 의해 악화, 활동 중단 시 완화되는 관절통
  ③ 관절액 : WBC 주로 <1,000/uL
 (2) DIP, PIP, 무릎, 고관절, 경추, 요천추, 엄지손가락 기저 부위, 1st MTP 등(손목, 팔꿈치, 발목 침범은 드묾)
 (3) Heberden's nodes(DIP), Bouchard's nodes(PIP)

정답 370 ②

371 61세 여자가 2년 전부터 양쪽 손가락과 손목이 아프다며 병원에 왔다. 통증은 아침에 심하고, 활동하면 오후부터 서서히 호전되었다. 손 사진이다. 관련 질환은?

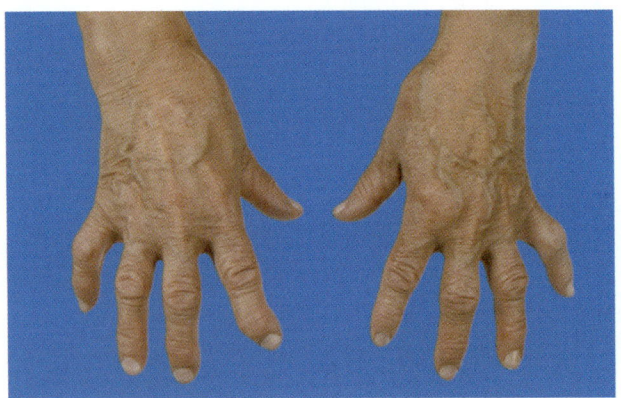

① 통풍
② 골관절염
③ 전신홍반루푸스
④ 류마티스 관절염
⑤ 손목굴증후군

- 2년 전부터 양쪽 손가락, 손목 통증이 있고, 혈액검사 상 RF positive, ESR과 CRP 상승이 있으므로 류마티스 관절염에 해당한다.
- RA 병리의 핵심은 윤활액의 염증 및 증식(synovitis), 국소 뼈미란(erosion), 관절연골의 얇아짐이다.

372 아래 그림에서 B의 이름은?

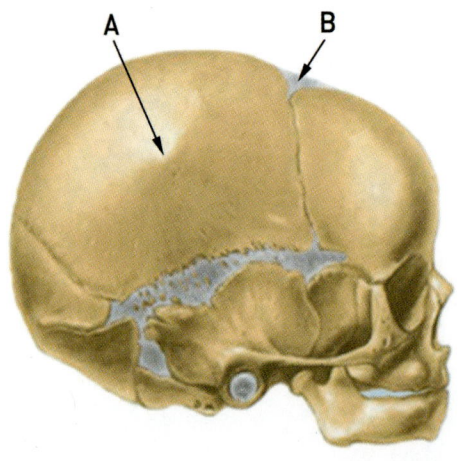

① 마루점(vertex)
② 시옷점(lambda)
③ 정수리점(bregma)
④ 앞숫구멍(anterior fontanel)
⑤ 마루뼈융기(parietal eminence)

앞숫구멍은 14~18개월 경, 정상아에서도 2년이 지나서 닫혀지는 수가 있다.

정답 371 ④ 372 ④

373 45세 남자가 팔씨름을 하던 중 갑자기 발생한 상완부 통증으로 병원에 왔다. 신체 검사에서 손목 하수(wrist drop) 증상이 보인다. 전후면 상완골 X선 사진이다. 손상 가능성이 높은 신경은?

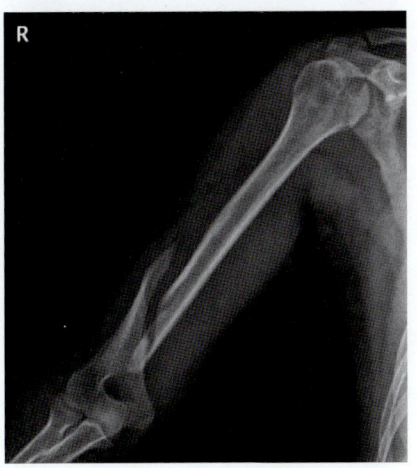

① 정중신경
② 요골신경
③ 척골신경
④ 겨드랑신경
⑤ 근육피부신경

상완골 골절로 인해 요골신경(radial nerve - 노신경)이 손상되어 손목 처짐(wrist drop) 증상이 보인다. 답은 요골신경이다.

[상지 신경병증]
(1) 정중신경(median nerve) : 상지 신경 압박 손상 중 m/c, 수근관증후군의 원인이 되는 신경
(2) 자신경, 척골 신경(ulnar nerve) : 두 번째로 흔하게 압박 손상이 발생(주로 팔 뒤꿈치), 갈퀴손 양상

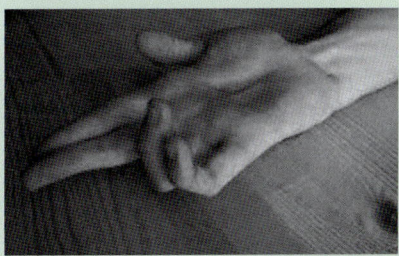

(3) 노신경, 요골신경(radial nerve) : 신경 주행 경로가 길어서 위팔, 아래팔, 손목 등에서 손상 가능, 손목 처짐이 발생

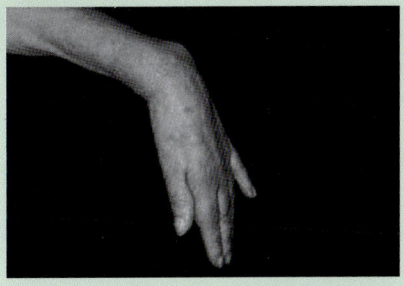

정답 373 ②

374 그림과 같이 나타날 수 있는 발가락의 변형은?

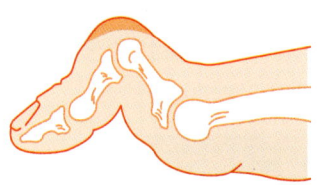

① 갈퀴족
② 말렛발가락
③ 망치발가락
④ 헤버딘 결절
⑤ 엄지발가락 가쪽 휨

- 갈퀴족 : 발허리발가락관절의 과다 폄, 몸쪽 및 먼쪽 발가락관절의 굽힘
- 말렛발가락 : 먼쪽 발가락관절의 굽힘 변형
- 망치발가락 : 발허리발가락관절의 과다 폄, 몸쪽 발가락관절의 굽힘, 먼쪽 발가락관절의 중립
- 헤버딘 결절 : 먼쪽 손가락관절에 나타나는 결절
- 엄지발가락 가쪽 휨 : 첫 번째 발허리뼈의 안쪽 전위, 발가락은 바깥쪽 전위가 나타난다.

375 주어진 그림과 같이 관련 해당 부위 아래로 환자의 감각이 마비된 척수 손상 수준은?

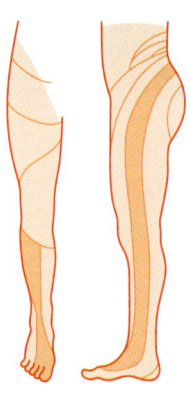

① L3 ② L4
③ L5 ④ S1
⑤ S2

[피부 분절]
- L3 : 무릎 위 넙다리 앞쪽, 안쪽 무릎
- L4 : 안쪽 발목 위쪽
- L5 : 엉덩이, 넙다리바깥면, 발등, 발바닥의 안쪽 절반, 첫 번째, 두 번째, 세 번째 발가락
- S1 : 발꿈치뼈의 가쪽면
- S2 : 다리오금의 중간 지점

376 사진과 같은 환자의 림프 부종의 단계는?

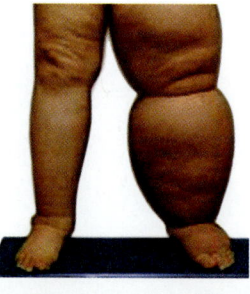

① 1단계 ② 2단계
③ 3단계 ④ 4단계
⑤ 5단계

[림프 부종의 단계]
- 0단계 잠복기 : 외부적으로 붓기가 없고 무증상이지만 종종 팔다리가 무겁다는 느낌이 든다.
- 1단계 : 부종 부위를 손가락으로 눌렀을 때 부종 부위가 들어가는 증상이 나타나며, 부종이 생긴 부위를 심장보다 높게 들면 부종이 사라질 수 있는 단계, 조직의 섬유화는 나타나지 않는다.

- 2단계 : 조직의 섬유화로 인해 딱딱하고 단단한 붓기가 형성된다. 부종 부위를 손가락으로 눌렀을 때 들어가지 않고 부종 부위를 심장보다 높게 들어도 부종이 없어지지 않는 단계
- 3단계 : stemmer 검사 상 양성 반응이 있다. 팔다리 부피가 많이 증가하고, 부종이 감소되지 않고, 반복적으로 감염 또는 섬유증으로 과각화증, 유두종, 피부의 깊은 주름과 같은 피부와 근막 조직의 변화가 나타난다.

정답 374 ③ 375 ③ 376 ③

377 다음 그림과 같이 검사의 결과를 봤을 때, 약화가 나타나는 근육은?

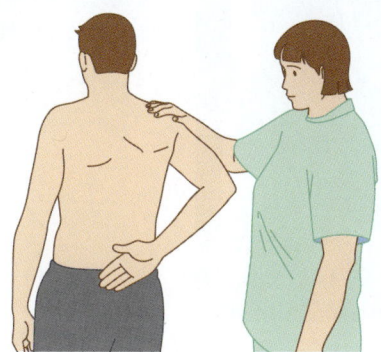

① 어깨올림근 ② 등세모근
③ 어깨밑근 ④ 앞톱니근
⑤ 넓은등근

[Lift off 검사]
어깨밑근의 근 약화를 검사하기 위한 방법이다. 등에서 손을 떼도록 지시하여 오목위팔관절의 안쪽돌림 힘을 확인한다.

---

378 14세 남아가 새벽에 오른 다리에 원인 모를 통증을 느껴 왔다. 하지만 낮에는 통증을 느끼지 못하였다고 한다. 진단을 위하여 X선 검사를 하였다. 사진에서 화살표가 지적한 구조는?

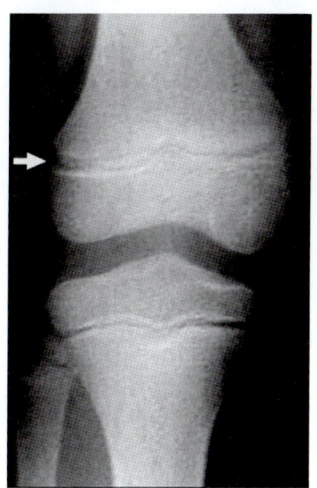

① 넙다리머리(head of femur)
② 넙다리몸통(diaphysis of femur)
③ 넙다리뼈끝(epiphysis of femur)
④ 넙다리뼈몸통끝(metaphysis of femur)
⑤ 넙다리뼈끝연골판(epiphyseal plate of femur)

- 그림에서 표시한 부분은 넙다리뼈의 끝연골판(epiphyseal plate)으로 X-ray 소견 상 낮은 음영의 선으로 나타난다. 이러한 끝연골판은 성장하는 시기에 있는 뼈에서 나타나며, 유리연골로 이루어져 있다.
- 참고 이 환아의 경우에는 성장통이 의심된다. 성장통은 3~12세 사이에서 흔하게 (전체 소아의 30%) 나타나는 증상으로, 양측성이고 간헐적으로 하퇴부, 대퇴부의 심부근육층, 또는 슬관절이나 고관절부의 심부 동통을 호소하는 증상이다. 주로 낮보다는 저녁에 동통을 호소하며, 통증으로 잠에서 깨어나기도 한다. 다음날 아침에는 증상이 사라진다. 이 환아의 경우에는 한쪽 다리만 아프다고 했기 때문에 기질적인 원인을 배제하기 위해 X-ray를 촬영한 것으로 추측된다.

정답 377 ③ 378 ⑤

379 35세 여성이 2개월 전부터 허리 통증과 오른쪽에 다리 통증이 생겨 서서히 오른쪽 다리의 통증이 악화되었다. 척추 MRI는 사진과 같다. 이 환자에게 보이는 증상은 어느 것인가?

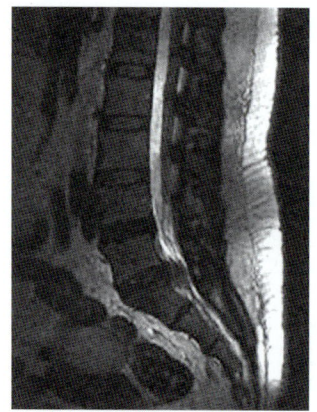

① 추체골절
② 허리뼈분리증
③ 허리뼈전방전위증
④ 추간판 헤르니아
⑤ 후종인대골화증

[추간판 헤르니아]
- 추간판의 일부가 피막을 찢고 탈출한 상태를 말한다. L5~S1 사이에서 관찰된다.

380 신생아가 다음 사진과 같은 발 모양 때문에 병원에 왔다. 족부 변형 유형은?

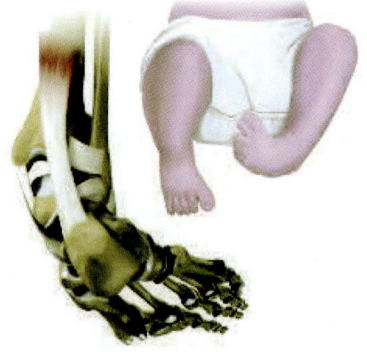

① 안쪽들린휜발　　② 가쪽들린휜발
③ 발꿈치안쪽들린휜발　　④ 발꿈치바깥들린휜발
⑤ 발허리모음증

[선천성 안쪽말발(발꿈치바깥들린휜발)]
• 발 안쪽모서리가 상승, 단축
• 활이 심해짐
• 활의 가쪽 모서리가 convex 해짐
• 심할 경우 발등으로 체중 지지
• 발뒤꿈치는 자라지 않고 피부가 부음
• 체중 부하 금지

정답　379 ④　　380 ④

381 50세 여자가 2개월 전부터 시작된 노뼈쪽(radial side) 손목 통증 때문에 왔다. 손목을 움직일 때 통증이 악화되며, 노뼈 말단부의 바깥쪽에는 부기(swelling)와 압통이 있었다. 다음 사진과 같은 동작을 할 때 통증이 악화되었다. 통증을 일으키는 구조물은?

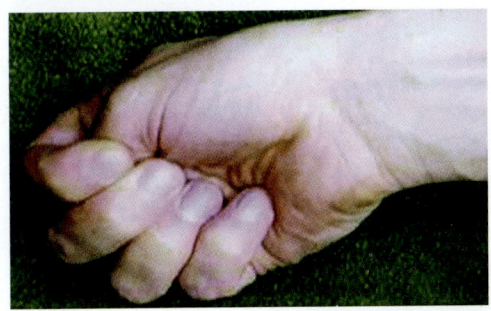

① 근막(fascia)
② 신경(nerve)
③ 동맥(artery)
④ 연골(cartilage)
⑤ 힘줄집(tendon sheath)

Finkelstein test 사진이다. de Quervain's disease를 확인하기 위한 검사로 엄지손가락을 나머지 손가락으로 감싸쥐고, 손목을 ulnar deviation시키면 extensor pollicis, abductor pollicis를 따라 통증이 유발되는지를 보는 검사이다.

[de Quervain's disease 통증 발생 기전]
- abductor pollicis longus와 xtensor pollicis brevis의 건의 염증 반응 → swelling → 두 건이 지나가는 도르레가 상대적으로 좁아짐 → 통증 발생
- 따라서 통증을 일으키는 구조물은 힘줄집이다.

382 21세 남자가 넘어진 후에 손의 통증으로 왔다. 손의 엄지와 검지 사이(snuff box)에 압통이 있으며, 단순 X선 검사는 정상이었다. 다음 조치는?

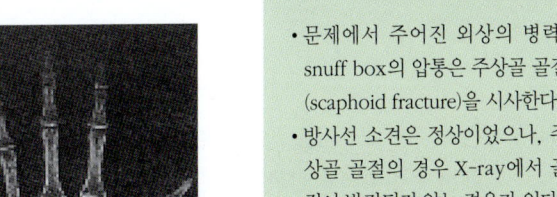

① 특별한 조치 없이 귀가
② 손에 부목 고정을 하고 응급 수술을 준비
③ 손에 부목 고정을 하고 3주 후에 부목 제거
④ 특별한 조치 없이 5~7일 후에 단순 X선 검사를 다시 시행
⑤ 손에 부목 고정을 하고 5~7일 후에 단순 X선 검사를 다시 시행

- 문제에서 주어진 외상의 병력, snuff box의 압통은 주상골 골절(scaphoid fracture)을 시사한다.
- 방사선 소견은 정상이었으나, 주상골 골절의 경우 X-ray에서 골절이 발견되지 않는 경우가 있다.
- 만약 주상골 골절이라면 나중에 전위, 불유합, 퇴행성 변화를 유발할 수 있으므로 골절이 있는 것으로 우선 생각하고, 약 2주간 무지 수상석고(thumb spica cast) 착용 후 2~3주 지나서 X-ray 다시 시행하여 골절선 유무를 판정하게 된다.
- 정답은 5번이다.

정답 381 ⑤   382 ⑤

383 22세 남자가 길을 걷다 넘어지면서 손바닥으로 땅을 짚었다. 이후 사진과 같이 엄지쪽 손목이 붓고, 해부학코담배갑(anatomical snuff box) 부위에 심한 통증을 느껴 왔다. X선 검사 결과 손목뼈에 골절이 발견되었다. 손상이 의심되는 뼈는?

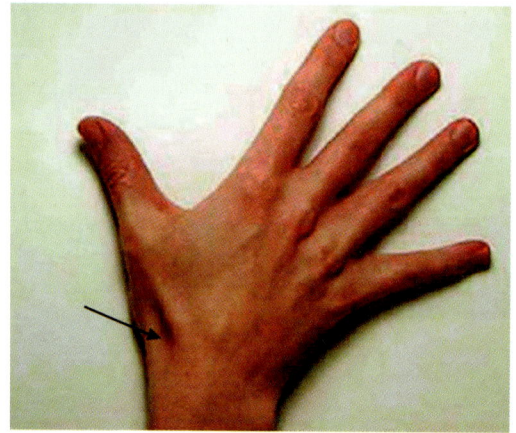

① 반달뼈(lunate)
② 콩알뼈(pisiform)
③ 손배뼈(scaphoid)
④ 갈고리뼈(hamate)
⑤ 알머리뼈(capitate)

- 해부학코담배갑의 바닥을 구성하는 뼈는 손배뼈(scaphoid)와 큰마름뼈(trapezium)이다.
- 손배뼈는 가장 자주 골절되는 손목뼈로 넘어지면서 손바닥으로 바닥을 짚는 경우에 부러지는 경우가 흔하다.

384 그림과 같은 보조기를 착용한 환자에게 우선적으로 강화해야 할 근육은?

① 장딴지근
② 가자미근
③ 앞정강근
④ 뒤정강근
⑤ 긴종아리근

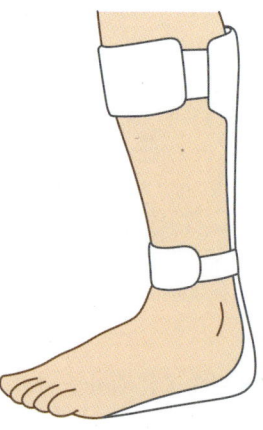

- 발바닥 굽힘을 예방하기 위한 플라스틱 단하지보조기를 착용하고 있다.
- 발등 굽힘을 개선하기 위해 앞정강근의 강화가 필요하다.
- 장딴지근, 가자미근, 뒤정강근, 긴종아리근은 발바닥 굽힘 근육이다.

정답 383 ③ 384 ③

385 다음 그림과 같은 검사에서 양성 반응일 때, 손상된 부위는?

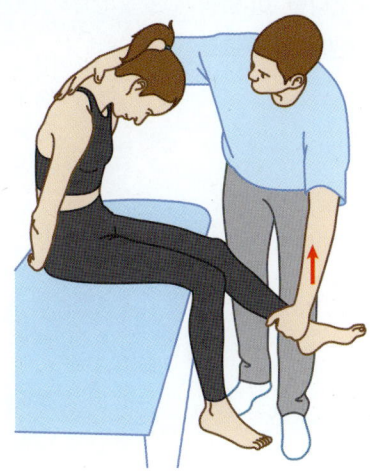

① 뒤넙다리근
② 등세모근
③ 넙다리네갈래근
④ 허리엉치신경얼기
⑤ 위팔신경얼기

[슬럼프 검사]
신경 수막 경로의 긴장성 검사로 허리엉치신경얼기나 궁둥신경에 대한 압박 및 긴장을 평가하는 방법이다.

386 다음 그림의 보조기는 어떤 신경의 손상일 때 착용하는가?

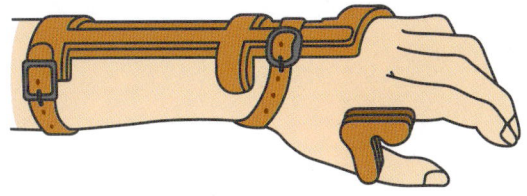

① 정중신경
② 자신경
③ 노신경
④ 긴가슴신경
⑤ 근육피부신경

[긴맞섬보조기]
- 정중신경의 손상 시 사용한다.
- 자신경 손상 : 손허리손가락 굽힘보조기 (너클밴드)
- 노신경 손상 : 손목관절손보조기 (콕업스플린트)
- 긴가슴 신경 : 어깨뼈 고정보조기

정답 385 ④ 386 ①

387 Daniels의 근력 테스트에 의한 엉덩관절 벌림, 3단계(fair) 테스트를 실시했다. 다음 그림과 같은 보상 운동이 보였다면, 이 보상 운동에 관여한 것으로 의심되는 근육은 어느 것인가? 2개 고르시오.

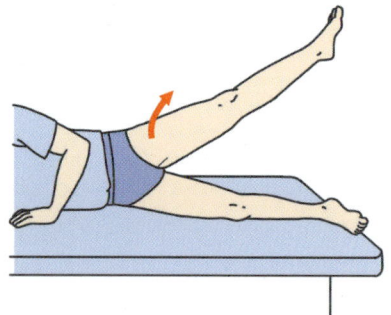

① 작은볼기근 ② 엉덩허리근
③ 넙다리곧은근 ④ 넙다리근막긴장근
⑤ 반힘줄모양근

[엉덩관절 벌림 근력 검사]
• 대상 작용 및 주의 사항 : 골반 올림, 엉덩관절 가쪽돌림, 굽힘, 넙다리근막긴장근에 의한 굽힘 상태에서 벌림 유의
• 작용근 : 중간볼기근
• 검사 자세
  - N, G, F : 옆으로 누운 자세
  - P, T, Z : 바로 누운 자세
• 고정 부위 : 골반
• 저항 및 촉진 부위
  - N, G, F : 저항은 무릎의 바깥면
  - P, T, Z : 촉진은 엉덩관절 바깥, 큰돌기 바로 위

388 사진과 같이 했을 때, 알 수 있는 피부 검사 방법은?

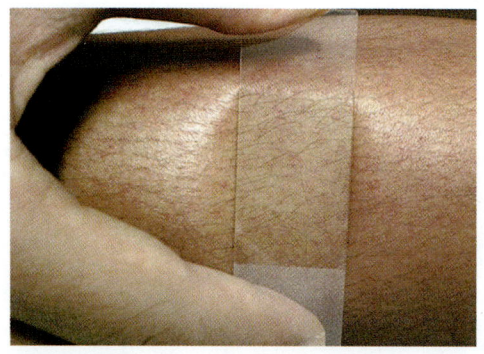

① 챙크 도말 검사 ② 첩포 검사
③ 투베르쿨린 검사 ④ 피부 생검
⑤ 압시경 검사

[압시경 검사]
투명하고 단단하며 편평한 물건으로 피부에 압력을 가한다.

정답 387 ②, ③ 388 ⑤

389 사진과 같이 했을 때, 알 수 있는 피부 검사 방법은?

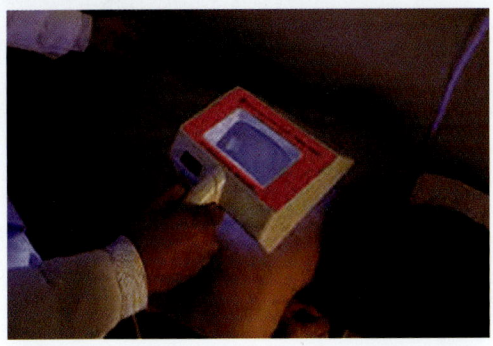

① 투베르쿨린 검사　② 챵크 도말 검사
③ 우드등 검사　　　④ 첩포 검사
⑤ 피부 생검

[우드등 검사]
320nm~390nm 파장의 자외선을 이용하여 병소를 비춘다. 주로 백반증을 진단하는데 사용된다.

---

390 사진에 보여지는 보조기의 적용 사례가 아닌 것은 어느 것인가?

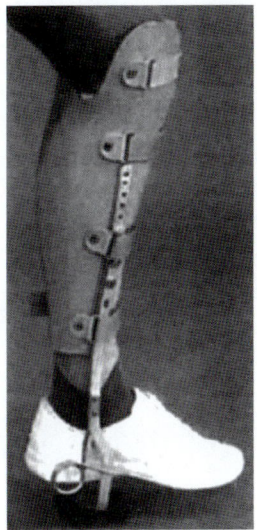

① 정강뼈 고원 골절(플라토 골절)
② 정강뼈 골간부 골절
③ 정강뼈 골절 자연유합
④ 정강뼈 분쇄 골절(필론 골절)
⑤ 목말뼈 골절 후 골괴사

사진의 보조기는 체중 부하 긴다리 보조기 중 pattern bottom orthosis 이다.

[Pattern bottom orthosis]
- 다리에 체중 부하를 주어선 안 되는 경우에 사용하는 보조기
- 안/가쪽 업라이트가 엉덩관절에서부터 발 아래 5~10cm 연장
- 체중 부하점 : 궁둥뼈 결절, 구두 아래 metal ring
- 다리에 절대 체중 부하 금지 시, 일반적으로 한쪽에만 사용
- 보행을 목적으로 할 때는 정상측도 환측 길이에 맞춰 구두 굽을 높임, 목발을 사용해야 함

정답　389 ③　390 ①

391 다음 그림과 같이 임산부가 운동을 하는 목적은?

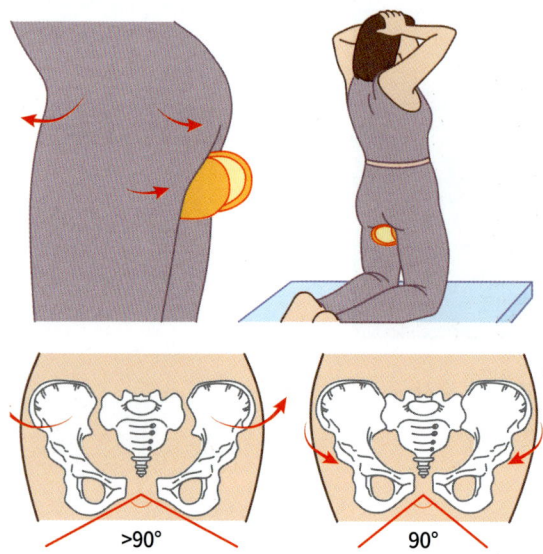

① 체중 감소
② 복부 분리
③ 골반바닥근 강화
④ 균형 증진
⑤ 유연성 증진

임산부의 약해진 골반바닥근 강화를 위해 도구를 이용하여 수축과 이완을 반복하고 있다.

392 그림과 같은 보행 양상을 보이는 환자에게 적절한 운동 치료는 무엇인가?

① 청각 정보를 활용한 보행 훈련
② 빠른 보행 훈련
③ 등속성 훈련
④ 팔다리를 몸통에 고정 후 균형 훈련
⑤ 눈을 감고 보행 훈련

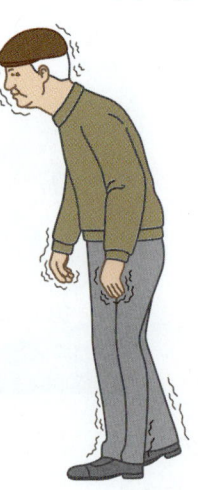

[파킨슨 환자의 운동 치료]
간결하고 명확한 지시를 통해 운동을 수월하게 시작하고 끝낼 수 있게 훈련해야 하며, 보행 시 발이 끌리는 것을 방지, 팔 움직임을 촉진, 몸통 회전, 보폭 조절을 반복하여 훈련해야 한다. 이를 위해 시각, 청각을 정보를 이용한다.

정답 391 ③ 392 ①

393 다음 그림에서 설명하는 근육의 이름은?

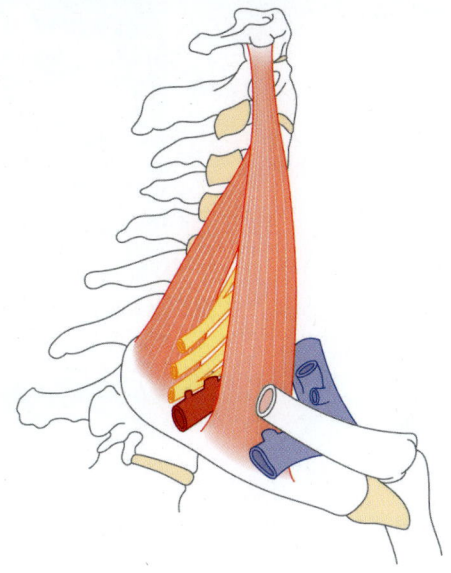

① 머리널판근 ② 머리반가시근
③ 쇄골하근   ④ 두힘살근
⑤ 목갈비근

- 머리널판근 : 뒤통수뼈 꼭지돌기와 위목뼈의 가로돌기에서 시작해 목덜미인대와 아랫목뼈, 위등뼈에 붙는다.
- 머리반가시근 : 목뼈 가시돌기에서 시작해 뒤통수뼈 위아래 목덜미선 사이에 붙는다.
- 빗장밑근 : 1번 갈비뼈에서 시작해 빗장뼈 몸통 아래쪽에 붙는다.
- 두힘살근 : 관자뼈 꼭지 패임과 아래턱뼈에서 시작해 목뿔뼈에 닿는다.
- 목갈비근 : 앞, 중간, 뒤 섬유가 있으며, 목뼈가로돌기에서 시작해 갈비뼈에 닿는다. 앞, 중간 섬유 사이에서 위팔신경얼기가 나온다.

394 그림은 어깨뼈의 등면이다. A 부분의 손상이 있을 때, 마비가 일어날 수 있는 근육은?

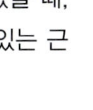
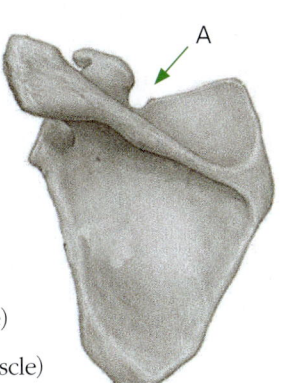

① 어깨세모근(deltoid muscle)
② 큰원근(teres major muscle)
③ 작은원근(teres minor muscle)
④ 가시아래근(infraspinatus muscle)
⑤ 어깨밑근(subscapularis muscle)

- A 부분은 어깨위패임(suprascapular notch)으로써 어깨위신경(suprascapular n.)이 지난다.
- 보기 근육들 중 어깨위신경의 지배를 받는 근육은 가시아래근이다.
- 어깨세모근 및 작은원근은 겨드랑신경(axillary n.), 큰원근 및 어깨밑근은 어깨밑신경(subscapular n.)의 지배를 받는다.

정답 393 ⑤   394 ④

395 그림과 같이 자동차 사고로 목의 움직임이 발생한 경우, 손상되는 조직은?

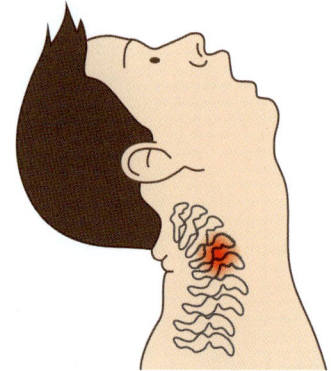

① 앞세로인대 ② 목덜미인대
③ 뒤세로인대 ④ 가시끝인대
⑤ 가시사이인대

[과젖힘 손상 조직]
• 앞목근육
• 앞세로인대
• 후관절 · 가시돌기 압박 또는 골절

396 다음 그림에서 알 수 있는 질환은?

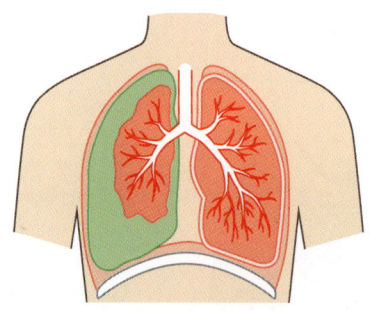

① 공기가슴증 ② 폐기종
③ 만성 기관지염 ④ 천식
⑤ 폐섬유증

[공기가슴증]
공기주머니에 해당하는 폐에 구멍이 생겨 공기가 새고 이로 인해 가슴막 내에 공기나 가스가 고이게 되는 질환이다.

정답 395 ① 396 ①

397 주어진 그림은 어느 부위의 체위배담법에 해당하는가?

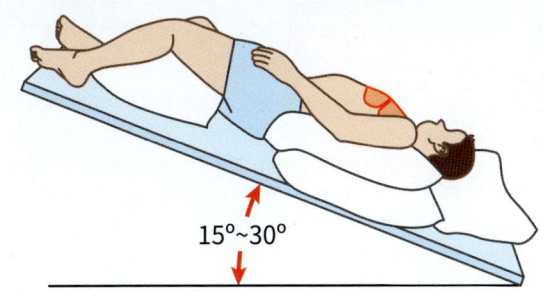

15°~30°

① 앞꼭대기 구역
② 뒤꼭대기 구역
③ 뒤허파 구역
④ 뒤가쪽허파 구역
⑤ 혀 구역

[체위배담법]

• 위 허파엽
 - 앞꼭대기 분절 : 침대나 의자에 앉은 자세에서 빗장뼈 아래를 타진한다.
 - 뒤꼭대기 분절 : 침대나 의자에 앉은 자세에서 어깨뼈 위를 타진한다.
 - 앞 분절 : 바로 누운 자세에서 젖꼭지 위쪽 가슴을 타진한다.
 - 뒤 분절 왼쪽 : 머리를 높여 오른쪽으로 돌아 누운 자세에서 왼쪽 어깨뼈를 타진한다
 - 뒤 분절 오른쪽 : 베개로 오른쪽 가슴을 높게 하여 왼쪽으로 돌아 누운 자세에서 오른쪽 어깨뼈를 타진한다.

• 중간 허파엽
 - 왼쪽 혀 분절 : 트렌델렌버그 자세에서 등 뒤를 베개로 받쳐 오른쪽이 아래로 오도록 옆으로 눕는다. 왼젖 꼭지 바로 아래 타진
 - 오른쪽 중간 분절 : 트렌델렌버그 자세에서 등 뒤를 베개로 받쳐 왼쪽이 아래로 오도록 옆으로 눕는다. 오른 젖꼭지 바로 아래 타진

• 아래 허파엽
 - 왼쪽 가쪽 분절 : 트렌델렌버그 자세에서 오른쪽 옆으로 누운 자세에서 왼쪽 갈비뼈 가쪽 아래쪽 타진
 - 오른쪽 가쪽 분절 : 트렌델렌버그 자세에서 왼쪽 옆으로 누운 자세에서 오른쪽 갈비뼈 가쪽 아래쪽 타진
 - 양측 위 분절 : 베개를 엉덩관절 아래에 높게 하여 엎드려 누운 자세에서 어깨뼈 바로 밑 타진
 - 양측 앞 분절 : 트렌델렌버그 자세에서 바로 누운 자세에서 아래쪽 갈비뼈 위를 타진
 - 양측 뒤 분절 : 트렌델렌버그 자세에서 엎드려 누운 자세에서 아래쪽 갈비뼈 위를 타진

정답 **397** ⑤

398 주어진 그림에서 사용된 검사는 어떠한 병변을 확인하기 위한 것인가?

① 안쪽위관절융기염
② 가쪽위관절융기염
③ 협착성 힘줄윤활막염
④ 손목굴증후군
⑤ 기용굴증후군

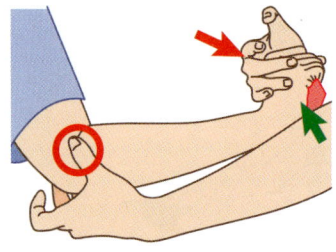

[코젠 검사]
- 치료사의 한쪽 손은 검사측의 가쪽위관절융기에 위치하고, 반대쪽 손은 손등을 잡는다.
- 환자는 팔을 몸통에 고정하고 팔꿉관절을 굽힘, 아래팔을 엎침한 상태에서 손목관절을 폄할 때 치료사는 저항을 가한다.
- 가쪽위관절융기에 통증이 나타나면 양성 반응이다.

399 그림과 같이 임산부가 운동을 하는 목적은?

① 배곧은근 분리
② 유산소 용량 증가
③ 균형 능력 유지
④ 골반근육 향상
⑤ 민첩성 증진

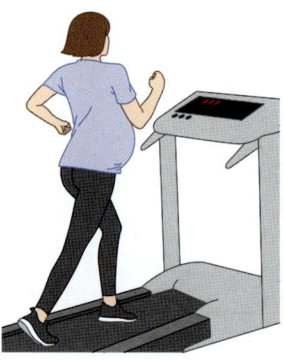

유산소 능력 향상을 위해 트레드밀에서 걷기 운동을 실시한다.

400 주어진 그림을 통해 알 수 있는 조직의 병변은?

① 가시위근 힘줄
② 오목테두리
③ 돌림근띠
④ 빗장뼈
⑤ 마름근

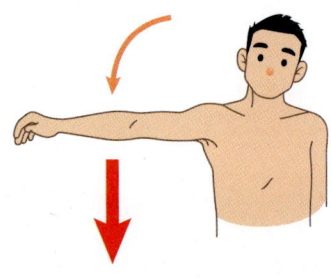

[팔 떨어뜨리기 검사]
돌림근띠의 파열을 확인하기 위해 팔을 90°로 벌린다. 벌린 팔을 유지하지 못하고 아래로 떨어지면 양성이다.

정답 398 ② 399 ② 400 ③

401 화상 환자를 9의 법칙에 따라 분류했을 때, 화상을 입은 표면적을 구하면?

① 9%
② 18%
③ 27%
④ 54%
⑤ 55%

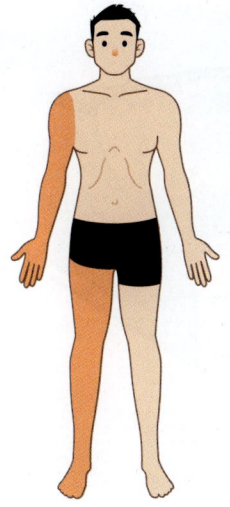

[9의 법칙]
- 성인
  - 머리 9%
  - 몸통 앞쪽 18%/뒤쪽 18%
  - 왼팔 9%
  - 오른팔 9%
  - 왼다리 18%(앞뒤 9%)
  - 오른다리 18%(앞뒤 9%)
  - 생식기 1%
- 소아
  - 머리 18%
  - 몸통 앞쪽 18%/뒤쪽 18%
  - 왼팔 9%
  - 오른팔 9%
  - 왼다리 14%
  - 오른다리 14%

---

402 그림과 같은 자세를 보았을 때, 어떤 조직을 뻗침하기 위해 실시하는가?

① 긴가슴신경
② 근육피부신경
③ 노신경
④ 정중신경
⑤ 자신경

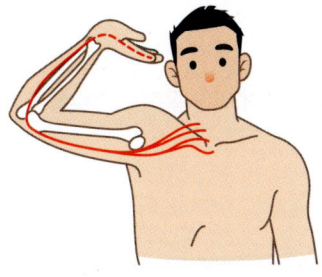

[팔긴장 검사 = 엘베이 검사 (Upper limb tension test)]

- ULTT1 정중신경, 앞쪽뼈사이신경
  - 어깨뼈에 지속적인 압력을 가하면서 어깨뼈를 내린다.
  - 어깨 110° 벌림, 팔꿈 굽힘, 손목 손가락 폄, 아래팔 뒤침, 마지막으로 팔꿈 폄
- ULTT2 정중신경, 근육피부신경
  - 어깨뼈에 지속적인 압력을 가하면서 어깨뼈를 내린다.
  - 어깨 가쪽돌림, 어깨 10° 벌림, 팔꿈 굽힘, 손목손가락 폄, 아래팔 뒤침, 마지막으로 팔꿈 폄
- ULTT3 노신경
  - 어깨뼈에 지속적인 압력을 가하면서 어깨뼈를 내린다.
  - 어깨 안쪽돌림, 어깨 10° 벌림, 팔꿈 굽힘, 아래팔 엎침, 손목 손가락 굽힘, 자쪽 치우침, 마지막으로 팔꿈 폄
- ULTT4 자신경
  - 어깨뼈에 지속적인 압력을 가하면서 어깨뼈를 내린다.
  - 어깨 90° 벌림, 아래팔 뒤침, 손목 폄, 노쪽 치우침, 팔꿈 굽힘

정답 401 ③   402 ⑤

403 다음 그림은 욕창의 몇 단계에 해당하는가?

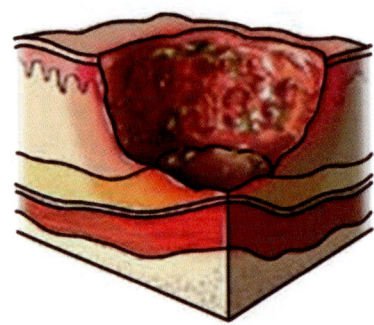

① 0단계
② 1단계
③ 2단계
④ 3단계
⑤ 4단계

[욕창의 단계]
- 1단계 : 피부의 홍반
- 2단계 : 표피와 진피 침범, 욕창 부위에 습기를 유지시키고, 생리식염수를 사용하여 거즈 드레싱
- 3단계 : 피부밑조직 침범 및 괴사, 데브리망을 실시한다. 괴사조직 제거하는 외과적 시술 필요
- 4단계 : 근육, 뼈, 인대 침범, 비접촉성 드레싱을 하며, 필요 시 피부이식 진행

404 그림과 같은 동작은 어떤 근육을 강화하기 위한 목적으로 수행하는가?

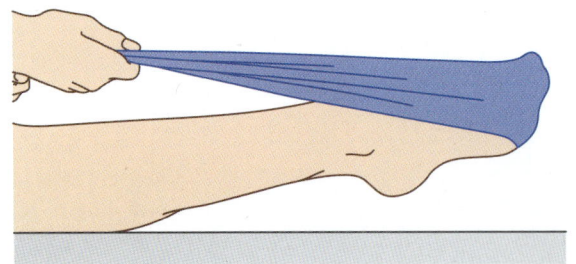

① 장딴지근
② 앞정강근
③ 셋째종아리근
④ 발가락폄근
⑤ 엄지폄근

- 밴드를 이용하여 발바닥 굽힘을 하고 있으므로 발바닥굽힘근인 장딴지근의 강화를 목적으로 한다.
- 다른 근육들은 발등폄근 작용을 한다.

정답 403 ④ 404 ①

405 주어진 그림과 같이 하는 검사법은?

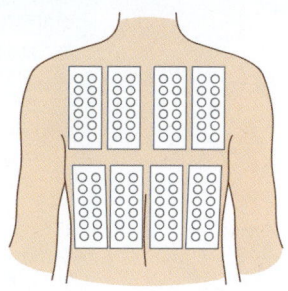

① 챵크 도말 검사
② 첩포 검사
③ 우드등 검사
④ 압시경 검사
⑤ 혈액 검사

[첩포 검사]
원인으로 의심되는 물질을 피부에 부착하여 피부 반응을 확인하는 검사로써 부착 후 2일과 4일에 피부 반응 여부를 확인한다.

406 다음 그림과 같은 보조기에 해당하는 것은?

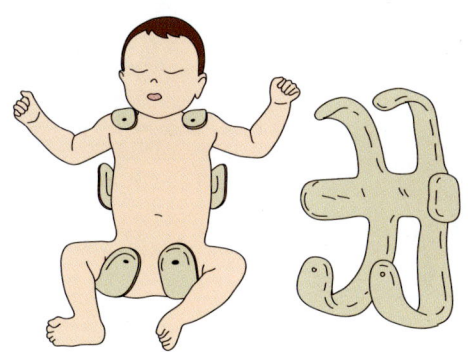

① 파브릭하네스
② 아이펠트스플린트
③ 프레이카 베개형 스플린트
④ 본로센 보조기
⑤ 토론토 보조기

[본로센 보조기]
- 선천성 엉덩관절 탈구보조기
- 두 개의 수직띠가 엉덩관절 굽힘, 벌림 정적 자세 유지
- 작은 범위 엉덩관절 굽힘과 돌림 허용
- 무릎 움직임이 자유롭고 엎드림이 가능
- 1세 이상 소아에게 적용

정답 405 ② 406 ④

407 그림과 같이 적용하는 활주 방향은 어떤 움직임을 증진하기 위해 하는가?

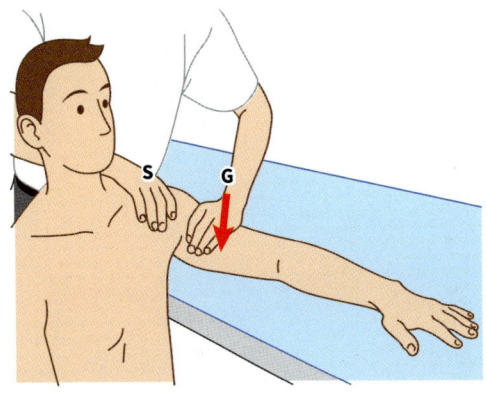

① 수평 모음　② 수평 벌림　③ 벌림
④ 굽힘　　　⑤ 폄

오목위팔관절의 위팔뼈 머리는 볼록관절이다. 위로 구르는 벌림을 증진시키기 위해 위팔뼈 머리를 아래쪽으로 활주시킨다.

408 그림과 같이 적용하는 활주 방향은 어떤 움직임을 증진하기 위해 하는가?

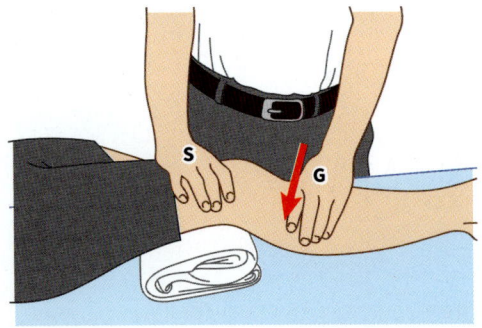

① 굽힘　　② 폄　　③ 모음
④ 벌림　　⑤ 바깥 돌림

무릎의 굽힘을 증가시키기 위해 오목한 정강뼈 관절면을 뒤쪽으로 활주시킨다.

정답　407 ③　408 ①

409 48세 여자가 왼쪽 손목이 아파 병원에 왔다. 1시간 전 돌에 걸려 넘어지면서 왼손으로 땅을 짚은 후에 통증이 발생했다고 한다. 손목 X선 사진이다. 관련이 있는 것은?

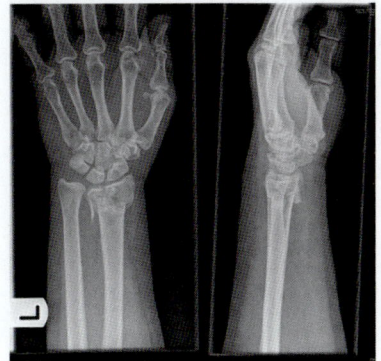

① 반달뼈 골절
② 굽힘근지지띠 파열
③ 갈레아찌 골절
④ 류마티스 관절염
⑤ 콜리스 골절

- 손목 X선 사진에서 distal radius의 골절이 관찰된다.
- 질환별 물리치료학 손목의 골절에서 많이 들어 보았을 콜리스 골절이다. 흔히 넘어질 때 바닥을 손으로 짚으면서 많이 발생하는 골절이다.
- 몬테지아 골절은 ulna의 근위부 1/3 부위의 골절과 radial head의 탈구가 같이 발생한다.
- 갈레아찌 골절은 radius 중간 부위의 골절과 distal radioulnar joint의 탈구가 동반된 것을 의미한다.

410 20세 남자가 운동 경기 중 왼쪽 무릎관절의 아래 가쪽에 심각한 충격을 받아서 발처짐(footdrop)이 관찰되었다. 종아리 X선 사진은 다음과 같다. 손상이 예상되는 신경은?

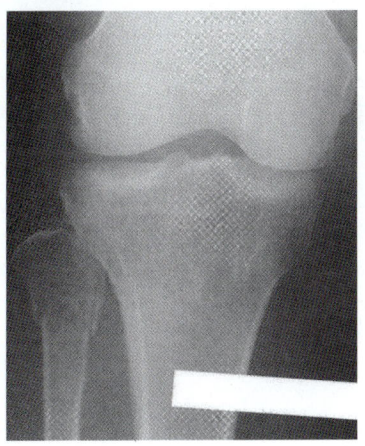

① 정강신경(tibial nerve)
② 오금신경(popliteal nerve)
③ 궁둥신경(sciatic nerve)
④ 두렁신경(saphenous nerve)
⑤ 온종아리신경(common peroneal nerve)

- X선 사진에서 종아리뼈 머리(head of fibula) 쪽의 골절이 관찰된다. 이 부분을 지나는 신경은 온종아리신경이다.
- 온종아리신경의 지배를 받는 앞정강근(tibialis anterior m.)을 포함한 종아리 앞 칸 및 가쪽 칸의 근육들의 기능부전에 의해 발처짐 현상이 일어나는 것으로 추측된다.

정답 409 ⑤　410 ⑤

411 53세 남성이 뇌출혈로 인해 오른쪽 마비가 온 후로 6주가 경과했다. 브룬스트롬계는 팔, 손, 다리 모두 Ⅵ이다. 양 발을 모아 물리치료사를 두 손으로 잡고 왼발을 앞으로 내딛는 운동을 하고 있다. 이 목적으로 잘못된 것은?

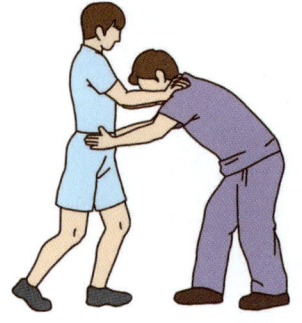

① 보폭 확대
② 걸음 너비 확대
③ 오른쪽 앞정강근 강화
④ 오른쪽 장딴지세갈래근(calf m.) 강화
⑤ 오른쪽 팔 어깨관절 안정화

환자의 걸음 너비 확대는 불필요하다.

412 4세 남자 아이가 뇌성마비로 인한 경직형 양쪽 마비가 있다. 그림과 같이 물리 치료를 하고 있다. 훈련 목적으로 옳지 않은 것은?

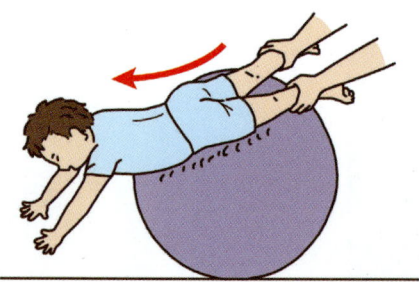

① 팔 보호폄 반사의 촉진
② 엉덩관절모음근의 긴장 억제
③ 엉덩관절폄근의 촉진
④ 몸통폄근의 촉진
⑤ 무릎굽힘근의 촉진

① 보호폄 반사란 환자를 엎드린 자세에서 환자의 양팔이 머리 위에 오도록 하게 하여 갑자기 환자의 상체를 앞으로 떨어지게 했을 때 머리를 보호하려고 양손가락을 벌리면서 양팔을 쭉 펴는 반응을 본다.
⑤ 사진의 훈련 목적은 보호폄 반사를 촉진하고 굽힘근들을 억제하고 폄근을 촉진하려는 것으로 무릎굽힘근 촉진의 목적은 없다.

정답 411 ② 412 ⑤

413 6세 경직형 뇌성마비 아이가 그림과 같이 공 위에서 동적 앉은 자세, 균형 촉진을 위한 훈련의 시작 자세를 보여주고 있다. 바람직하지 않은 것은 어느 것인가?

① 공 위에서 만세를 했을 때 머리와 몸통이 수직을 유지한다.
② 공을 앞으로 비스듬히 움직였을 때 양 팔이 비스듬히 뒤로 들어 올려진다.
③ 공을 대각선 뒤로 이동할 때 양 팔이 비스듬히 앞으로 들어 올려진다.
④ 공을 뒤로 움직였을 때 양 팔이 뒤로 들어 올려진다.
⑤ 공을 오른쪽으로 이동하면 왼쪽 팔다리가 측면으로 들어 올려진다.

양 팔이 앞으로 들어 올려진다.

414 56세 여성이 류마티스 관절염을 진단받았다. 발 부분은 사진과 같다. 이 사진에 보이는 변형은 어느 것인가? 2개 고르시오.

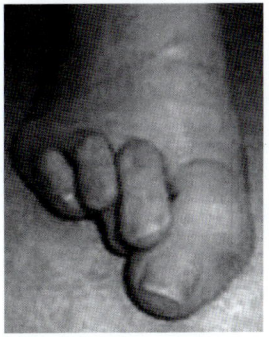

① 백조목 모양 변형(swan neck deformity)
② 단추구멍 변형(boutonniere deformity)
③ Z-모양 변형(Z deformity)
④ 새끼발가락 안쪽휨증
⑤ 엄지발가락 가쪽휨증

① 몸쪽 관절의 과도한 폄과 먼쪽 관절의 이차적 굽힘 변형으로 인해 관절의 변형
② 몸쪽 관절의 굽힘과 먼쪽 관절의 폄을 보이는 형태
③ 발목관절은 엄지발가락쪽으로 향하고, 발가락은 그와 반대편으로 향하는 발관절의 변형 형태
④ 새끼발가락이 안쪽으로 휘어지는 질병이다.
⑤ 엄지발가락이 새끼발가락쪽으로 기울어져 통증을 유발하는 질환이다.

정답 413 ④ 414 ④, ⑤

415 36세 남자 환자가 허리가 아프다며 내원하였다. 환자를 편안한 자세로 눕게 한 후 다리를 곧게 편 상태에서 슬관절을 구부리지 않고 고관절만 구부리면서 서서히 들어 올렸다. 이 검사법은 무엇인가?

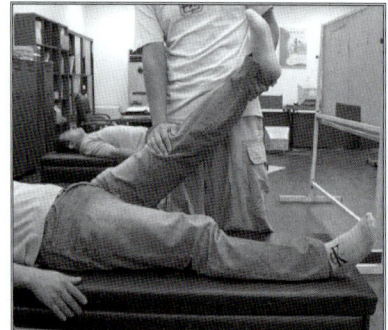

① Homan's sign ② Kernig's sign
③ 하지직거상 검사 ④ Brudzinski sign
⑤ Romberg sign

사진에서 행하고 있는 검사는 요추간판탈출증을 확인하는 검사로 하지직거상 검사이다. 하지직거상 검사는 무릎을 편 상태에서 다리를 들어 올려 통증이 발생하는지 확인하는 것이다. 정상인 경우 70° 이상 올릴 수 있으나, 요추간판탈출증 환자의 경우 60° 이상 올리지 못하는 경우가 많다.

① Homan's sign : 심부정맥혈전증을 검사, 누워서 다리 들고 발을 배굴할 때 통증이 있는 경우
② Kernig's sign : 뇌막 자극 증상, 고관절에서 굴곡시킨 채 다리를 신전할 수 없음
④ Brudzinski sign : 목을 굴곡시켰을 때 관절과 무릎이 굴곡
⑤ Romberg sign : 내이 평형 상태, 눈 감고 두 발 모아 똑바로 서서 직립 반사 확인

416 뇌졸중 환자가 다음 그림과 같은 운동을 실시하는 목적은?

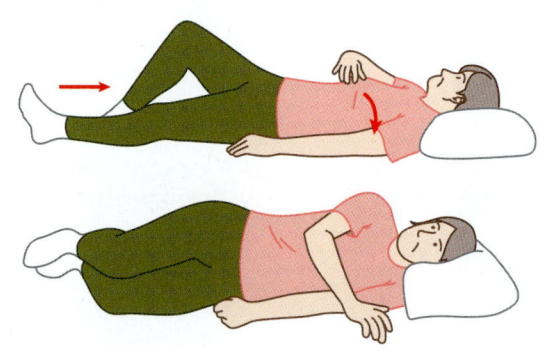

① 균형 증진 ② 안정성 증진
③ 가동성 증진 ④ 유산소 운동
⑤ 체중 부하 훈련

[구르기]
이동 훈련과 일상 생활 활동을 준비하는 가장 기본적인 동작으로 욕창 방지, 팔다리의 가동성 증진, 복근 강화 및 자세 조절을 목적으로 한다.

정답 415 ③ 416 ③

417 외상성 뇌 손상 환자가 다음과 같은 치료를 받을 때, 란초로스아미고스 의식 수준으로 옳은 것은?

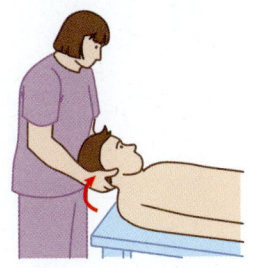 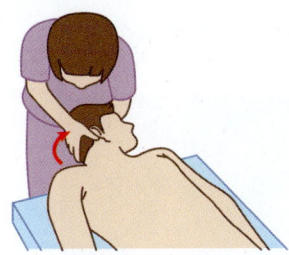

① 3단계　　② 4단계
③ 5단계　　④ 6단계
⑤ 7단계

[란초로스아미고스 의식 수준 LOCF]
- 1~3단계 : 저수준의 관리, 감각 자극을 통한 각성의 증진, 침상 자세, ROM 운동, 환자 교육, 초기 가동성 운동 등
- 4~6단계 : 중간 수준의 관리, 근수행력 운동, 기능적 움직임 훈련, 보행, 인지 훈련, 바이오피드백 훈련 등
- 7~8단계 : 고수준의 관리, ADL 훈련

418 7개월 된 신생아가 사진과 같은 발 모양 때문에 내원하였다. 족부 변형의 유형은?

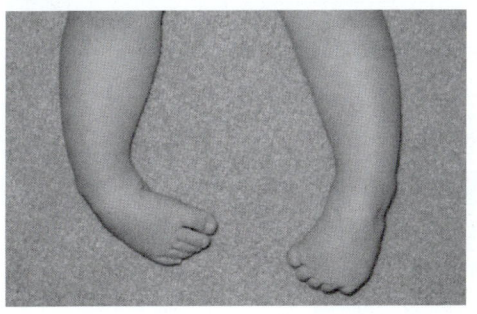

① 가쪽들린휜발증(외반족, pes valus)
② 안쪽들린휜발증(내반족, pes varus)
③ 바깥말발(외반첨족, equinovalgus)
④ 안쪽말발(내반첨족, equinovarus)
⑤ 발허리모음증(metatarsus adductus)

- 발의 변형을 보이는 경우 이를 나타내는 용어를 talipes라고 생각하면 된다. 만약 dorsiflexion되면 talipes calcaneus가 되는 것이고, plantar flexion되면 talipes equinus가 된다.
- 바깥으로 eversion되면 valgus라 하고, 안쪽으로 inversion되면 varus라고 한다. 이렇게 네 가지 변형을 조합하여 명칭을 붙이게 되는 것이다.
- 문제의 그림을 보면 발목이 plantar flexion되어 있고, 안쪽으로 inversion되어 있으므로 talipes equinovarus라고 명명할 수 있다.

정답　417 ①　418 ④

[419~420] 다음 지문을 읽고 각 문제에 해당하는 답을 고르시오.

> 8세 남자 아이가 공원의 미끄럼틀에서 실수로 떨어졌다. 통증 완화를 위해 응급 처치를 했다. 왼쪽 엉덩관절 중추에 통증, 부종 및 변형이 나타났다. 초진 시의 왼쪽 팔꿈치 엑스선 사진은 다음과 같다.

[A] 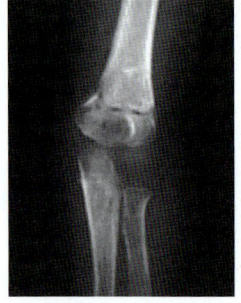 [B]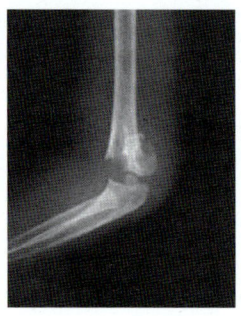

419 급성기 합병증으로 일어나기 어려운 것은 어느 것인가?

① 자신경 마비
② 정중신경 마비
③ 노신경 마비
④ 위팔동맥 손상
⑤ 자동맥 손상

자동맥은 골절 부위보다 먼쪽에 위치한다.

420 도수 정복과 외부 고정에 의한 보존 치료 후 4주 후의 엑스선 사진을 보여준다. 팔꿉관절의 능동 ROM은 폄 −20°, 굽힘 80°이다. 이 시점에서의 물리 치료로 적절하지 않은 것은?

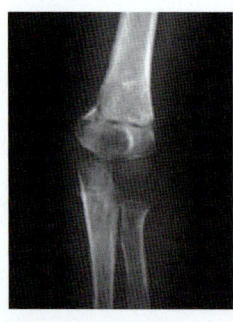 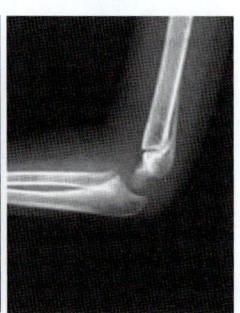

① 팔꿈치관절 진자 운동
② 팔꿈치관절 온열 요법
③ 팔꿈치관절 능동 굽힘 폄 운동
④ 팔꿈치관절 수동 굽힘 폄 운동
⑤ 손힘 강화 훈련

수동 굽힘 폄 운동은 최대 보호 단계에 실시한다.

정답 419 ⑤ 420 ④

[421~422] 다음 지문을 읽고 각 문제에 해당하는 답을 고르시오.

55세 남자가 3년 전부터 발음과 보행이 불안정하여 도움이 필요하며, 앉았다 일어서면 현기증이 생긴다. 팔의 겨냥이상증(dysmetrai)으로 인해 ADL이 제한되고 있다. 머리 MRI 사진은 다음과 같다.

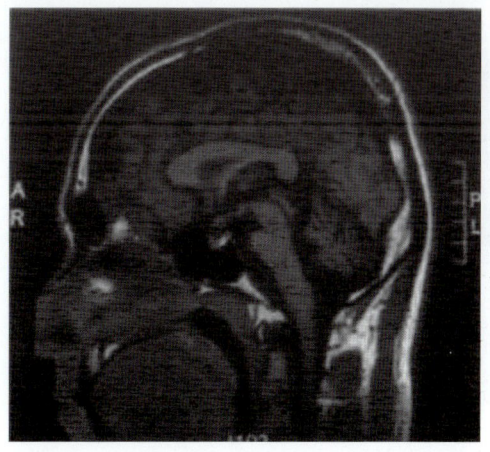

421 위축이 인지되는 부분은 어느 곳일까?

① 뇌들보(corpus callosum)
② 소뇌(cerebellum)
③ 뒤통수엽(occipital lobe)
④ 띠이랑(cingulate gyrus)
⑤ 대뇌(cerebrum)

422 이 환자에 대한 적절한 치료는 무엇일까?

① 네발기기 훈련
② 작용근(주동근)과 대항근(길항근)의 협조 운동 훈련
③ 반동을 이용한 상승 훈련
④ 로프스트랜드 지팡이를 이용한 보행 훈련
⑤ 개조자동차를 이용한 이동 훈련

척수소뇌변성증은 서서히 소뇌에 퇴행성 변화가 오는 소뇌 이상질환군으로 대부분 근육협동장애, 근육 운동의 변질, 겨냥이상 등의 증상이 나타나며, 흔한 동반 증상으로는 안구 운동 마비, 구음장애 등이 있다.

- 소뇌 증상으로는 실조증, 눈떨림(안구진탕), 협조 운동장애, 겨냥이상증, 활동 떨림 등이 있다.
- 소뇌 손상 시 작용근(주동근)과 대항근(길항근)의 협조 운동장애가 나타나므로 협조 운동 훈련을 필요로 한다.

정답 421 ② 422 ②

[423] 다음 지문을 읽고 각 문제에 해당하는 답을 고르시오.

44세 여자가 한 달 전부터 오른쪽 손가락이 저리고 아프다면서 병원에 왔다. 식당에서 주방일을 돕는데, 일이 바쁜 날이면 손목의 통증과 손가락의 저린감이 더욱 악화된다고 한다. 사진과 같은 검사를 시행하면 더욱 찌릿하고 아팠다.

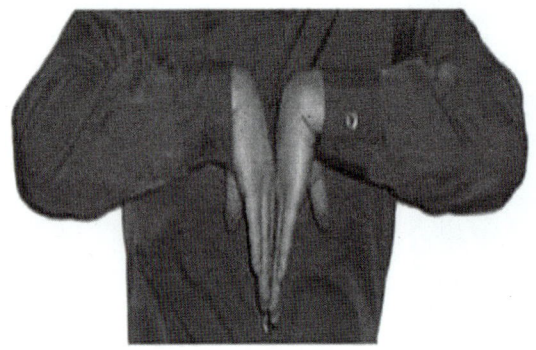

423 이 환자에 대한 적절한 질환은?

① 류마티스 관절염
② 통풍
③ 뼈관절염
④ 손목터널증후군
⑤ 아킬레스 건염

- 제시된 사진은 phalen test을 시행하는 모습으로 median nerve가 지배하는 손가락에 방사통, 지각 이상이 나타나서 통증이 악화되며, 이는 carpal tunnel syndrome의 진단에 도움이 되는 검사이다.
- 수근관증후군은 정중신경의 포착으로 팔에서 생기는 가장 흔한 포획성 신경병증으로 감각 이상, 통증, 마비를 초래한다.

정답 423 ④

424 긴맞섬보조기의 적합 판정이 잘못된 것은 어느 것인가?

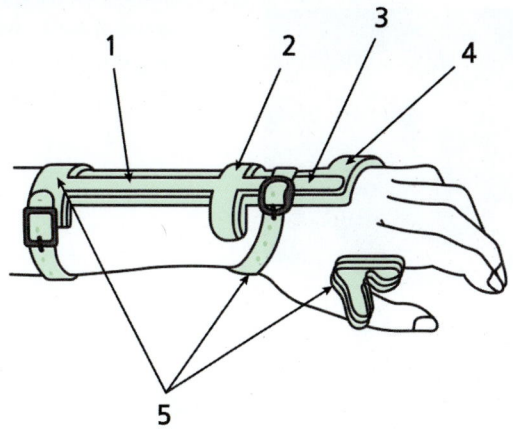

① 팔 길이의 2/3 정도의 길이인가?
② 자뼈 경상돌기가 압박하는가?
③ 손등 굽힘 각도는 적절한가?
④ MP 관절에 가까운가?
⑤ 3점 지지가 잘 되어 있는가?

[3점압의 원리를 이용하는 보조기]
손가락사이 폄 부목, 콕업 부목, 무릎관절 굽힘을 예방하는 KAFO

425 팔굽혀펴기 시작 자세와 하강했을 때의 자세를 보여주는 그림이다. 하강했을 때의 운동학적 분석으로 잘못된 것은 어느 것인가?

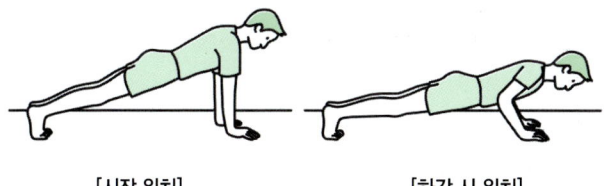

[시작 위치]   [하강 시 위치]

① 목폄근의 활동은 등척성 수축이다.
② 어깨뼈는 모음 운동을 한다.
③ 어깨관절은 폄 운동을 한다.
④ 팔꿉관절에서 주로 활동하고 있는 근육은 굽힘근이다.
⑤ 엉덩관절에서 주로 활동하고 있는 근육은 굽힘근이다.

[팔굽혀펴기 자세에서 하강했을 때의 운동학적 분석]
• 목폄근의 등척성 운동
• 어깨뼈 모음
• 어깨관절 폄
• 팔꿉관절 굽힘(폄근의 eccentric 수축)
• 엉덩관절 굽힘

정답 424 ⑤   425 ④

426 사진에서 나타나는 신생아 반응은?

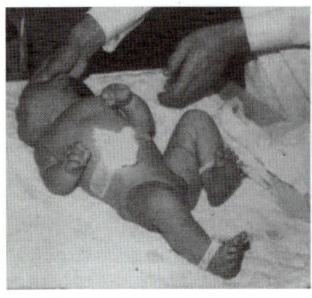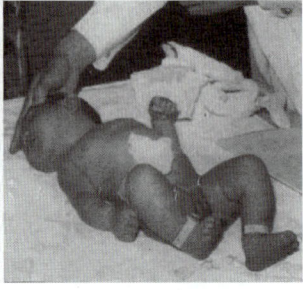

① 란다우(Landau)
② 자세 반응(placing)
③ 교차 폄(crossed extension)
④ 몸통 만곡(trunk incurvation)
⑤ 비대칭 긴장목(asymmetric tonic neck)

바로 누워 있는 아기의 머리를 잡아 한쪽으로 돌리면 얼굴이 향하는 쪽 굴근의 긴장이 사라져 팔과 다리를 펴게 되고 반대쪽 사지는 굴곡된다 (펜싱 선수가 칼을 뻗는 동작).

427 다음 중 신생아에서 관찰할 수 없는 것은?

① 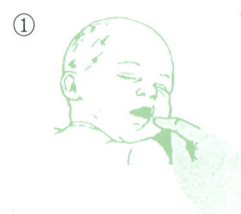   ②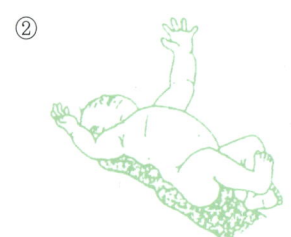

③ 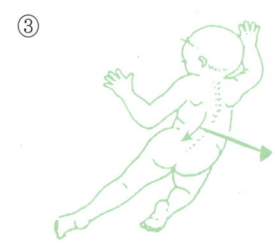   ④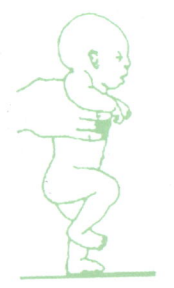

⑤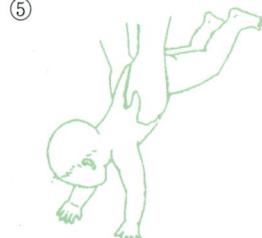

① 흡철 반사(sucking reflex, rooting reflex)
② 모로 반사(moro reflex)
③ 체간 만곡 반사(truncal incurvation reflex)
④ 보행 반사(stepping reflex)
⑤ 낙하산 반사(Parachute reflex)

정답 426 ⑤ 427 ⑤

428 다음 그림에서 반사 검사의 명칭으로 적절하지 않은 것은 어느 것인가?

① 하악 반사

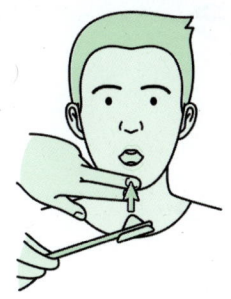

② 호프만 반사

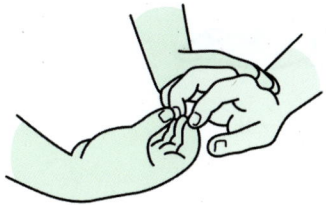

③ 위팔두갈래근 반사

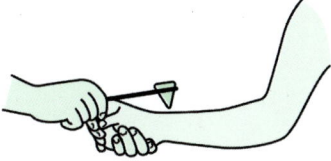

④ 모음근 반사

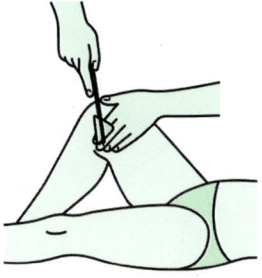

⑤ 차도크 반사

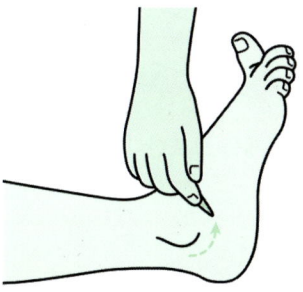

[위팔두갈래근 반사]
위팔두갈래근 반사는 팔꿈치 전면부에 위치한 위팔두갈래근 힘줄을 타격하여 반사를 검사

정답 428 ③

429 소아의 정상 발달 순서로 올바른 것은 어느 것인가?

[A. 휘는 자세]

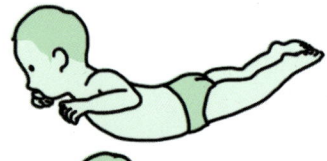

[B. 한쪽 팔을 드는 자세]

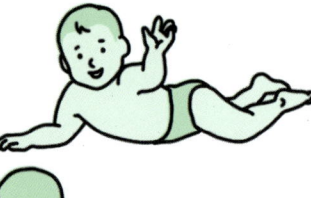

[C. 엎드려 이동]

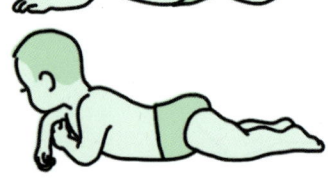

① A → B → C
② A → C → B
③ B → A → C
④ B → C → A
⑤ C → A → B

[정상 발달 순서]	
1.5개월	forearm support
3개월	elbow support
4.5개월	one elbow support
5개월	swimming pattern 휘는 자세
6개월	hand support
7개월	oblique sitting 한쪽 팔을 드는 자세
9개월	side sitting long sitting 미성숙한 crawling opposition
10개월	협동 운동에 의한 네발 기기
10~11개월	side walking(cruising)
14~16개월	self gait

430 다음과 같은 환자에게 피해야 할 동작은 무엇인가?

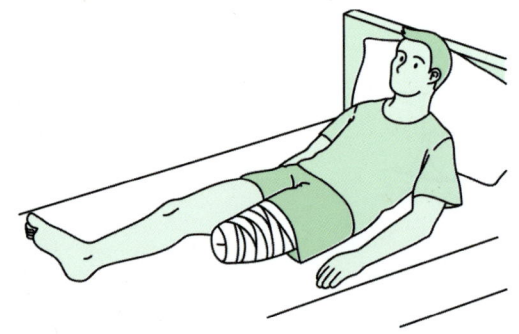

① 환자의 다리 밑에 베개를 두어 다리의 무게를 보조한다.
② 엎드린 자세를 유지한다.
③ 몸통을 들어올려 복부근육을 강화한다.
④ 엉덩관절 폄 근육을 강화한다.
⑤ 옆으로 누운 상태에서 엉덩관절 중립 자세를 유지한다.

[넙다리 절단의 구축 예방]
- 엎드린 자세를 유지한다.
- 절단단 아래에 베개를 놓는 것을 피한다.
- 엉덩관절의 근력 운동을 실시한다.
- 장시간 휠체어 사용을 피한다.
- 넙다리 구축은 엉덩관절 굽힘, 벌림, 바깥 돌림이 일어나므로 이를 예방한다.

정답 429 ① 430 ①

431 오른손을 왼쪽과 같은 손동작을 하도록 지시했다. 그림과 같은 마비 증상을 보이고 있다면 원인이 되는 마비근은 어느 것인가?

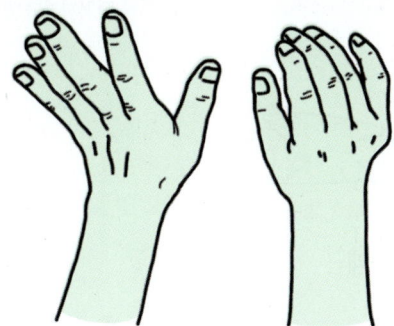

① 엄지맞섬근
② 엄지모음근
③ 짧은엄지벌림근
④ 긴엄지벌림근
⑤ 긴엄지굽힘근

그림과 같이 오른손이 왼손의 동작을 따라하지 못한다면 노신경이 마비된 상황이다.

[노신경 신경지배 근육]
• 노쪽손목폄근, 자쪽손목폄근, 긴엄지벌림근, 긴엄지폄근, 짧은엄지폄근

[정중신경 신경지배 근육]
• 노쪽손목굽힘근, 긴엄지굽힘근, 엄지맞섬근, 짧은엄지벌림근

[자신경 신경지배 근육]
• 자쪽손목굽힘근, 뼈사이근, 새끼두덩근, 깊은엄지굽힘근, 엄지모음근

432 그림과 같은 검사 방법은?

① 소토-홀 검사
② 샤프-펄스 검사
③ 초인종 징후
④ 바코디 징후
⑤ 목떼어당김 검사

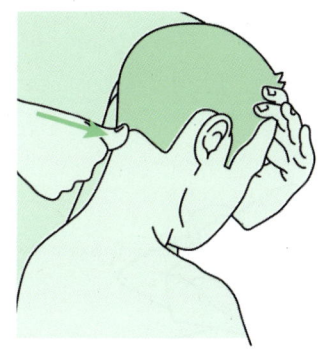

[소토-홀 검사]
• 환자를 바르게 누운 상태에서 검사자의 한 손을 환자 뒤통수에 놓고 다른 손으로 환자의 복장뼈를 부드럽게 압박하며 천천히 환자의 목을 굽히도록 한다.

[샤프-펄스 검사]
• 환자는 앉은 자세에서 검사자의 한 손은 이마에 대고 다른 손의 엄지나 검지로 환자의 중쇠뼈 가시돌기에 놓는다. 환자의 목을 끄덕이게 하며 동시에 이마를 손바닥을 이용해 뒤쪽으로 민다.

[초인종 징후]
• 환자를 앉힌 후 손가락으로 2~3초 정도 압력을 가하면서 목빗근을 가쪽으로 당긴다.

[바코디 징후]
• 환자는 앉아서 팔을 벌리고 손등이 천장을 향하게 손을 머리 위로 올린다.

[목떼어당김 검사]
• 환자를 앉히거나 눕혀 머리를 잡아 당긴다.

정답 431 ④ 432 ②

433 다음 그림과 같은 자세에서 뻗침되는 근육은?

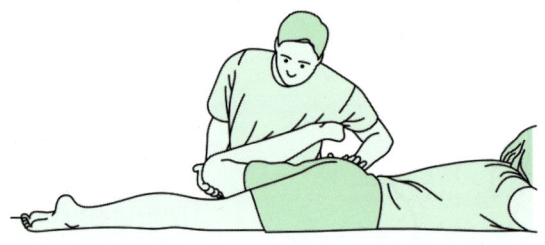

① 넙다리네갈래근　② 넙다리두갈래근
③ 큰볼기근　　　　④ 작은볼기근
⑤ 장딴지근

[넙다리네갈래근 스트레칭]
정적이거나 PNF 기법을 이용하여 치료사가 앞쪽의 넙다리네갈래근을 뻗침시키고 있다.

434 Daniels의 도수 근력 테스트가 다음 그림과 같다. 근육과 근력 단계의 조합으로 적절한 것은 어느 것인가?

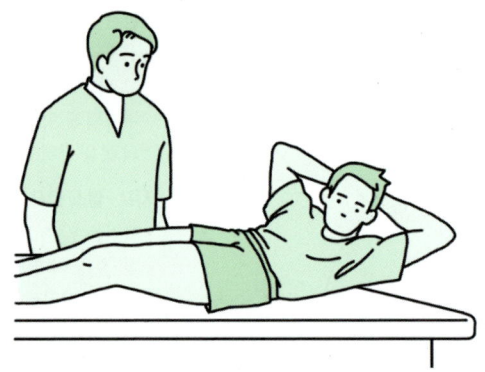

① 왼쪽 배바깥빗근, 오른쪽 배속빗근 – 근력 5(Normal)
② 오른쪽 배바깥빗근, 왼쪽 배속빗근 – 근력 5(Normal)
③ 왼쪽 배바깥빗근, 오른쪽 배속빗근 – 근력 4(Good)
④ 오른쪽 배바깥빗근, 왼쪽 배속빗근 – 근력 4(Good)
⑤ 왼쪽 배바깥빗근, 왼쪽 배속빗근 – 근력 4(Good)

[체간 돌림의 근력 검사 자세]
- 주동근 : 배바깥빗근, 배속빗근 (돌리는 쪽의 배속빗근, 반대쪽의 배바깥빗근)
- 검사 자세 : 바로 누운 자세 또는 앉은 자세
- 저항
  - N : 깍지 끼고 머리 뒤에 놓음
  - G : 가슴에 팔짱을 낀 채로 놓음
  - F, P, T, Z : 양 팔을 몸통 옆에 놓음

정답　433 ①　434 ②

435 얼굴근육 근력 검사에서 잘못된 것은 어느 것인가?

①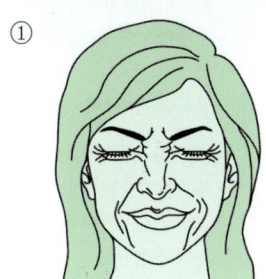
②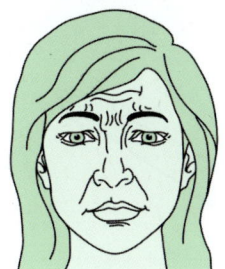
③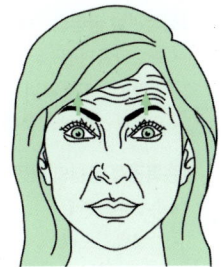
④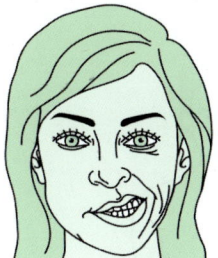
⑤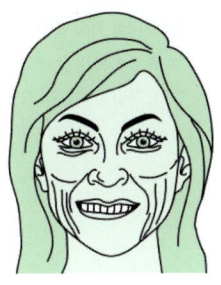

- 눈둘레근 검사 : 눈을 꼭 감게 함
- 눈썹주름근 검사 : 눈살을 찌푸린 표정
- 이마근 : 이마에 주름을 생기게 함
- 입꼬리올림근 : 입꼬리를 뒤쪽으로 당김, 삐죽거리는 표정
⑤ 볼근의 근력 검사는 트럼펫을 부는 표정, 양 볼이 팽팽해지도록 양 볼에 압력을 가한다.

436 왼손의 손가락 모양을 오른손으로 따라하면 그림과 같이 된다. 마비된 근육은 어느 것인가? 2개 고르시오.

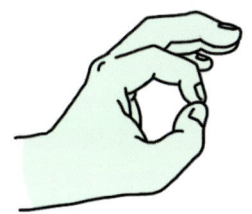 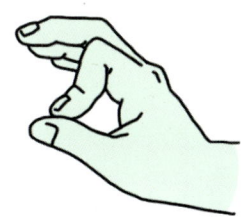

① 위팔노근
② 새끼두덩근
③ 긴엄지굽힘근
④ 깊은손가락굽힘근
⑤ 벌레근

- 오른손의 경우 median nerve의 손상이 있음
- Median nerve는 긴엄지굽힘근, 짧은엄지굽힘근, 긴엄지벌림근, 짧은엄지벌림근, 깊은손가락굽힘근, 얕은손가락굽힘근, 엎침근, 엄지맞섬근 등을 지배함
- 손상 시 원숭이 손 발생, 엄지의 벌림 및 맞섬 약화, 엎침 약화, 손목 굽힘 시 손목이 자뼈측으로 전위됨

정답 435 ⑤ 436 ③, ④

437 다음 그림에서 관절 가동 범위 측정법에서 올바른 것은 어느 것인가? 2개 고르시오.

① 어깨관절 굽힘

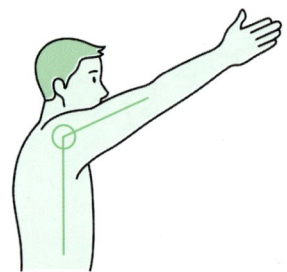

② 어깨관절 모음

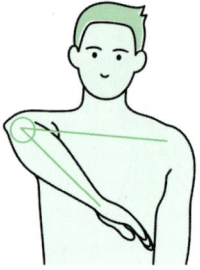

③ 팔꿉관절 굽힘

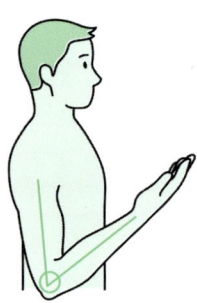

④ 손목관절 굽힘

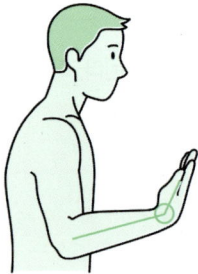

⑤ 손목관절 자쪽 굽힘

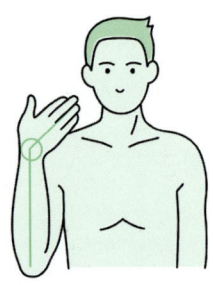

[어깨관절 굽힘의 가동 범위 측정]
- 축 : 어깨뼈봉우리
- 고정팔 : 어깨뼈봉우리를 통과하는 수직선
- 운동팔 : 위팔뼈 중심선

[어깨관절 모음의 가동 범위 측정]
- 축 : 어깨뼈봉우리
- 고정팔 : 어깨뼈봉우리를 통과하는 수직선
- 운동팔 : 위팔뼈 중심선

[팔꿉관절 굽힘의 가동 범위 측정]
- 축 : 팔꿉관절
- 고정팔 : 위팔뼈의 중심선
- 운동팔 : 노뼈의 중심선

[손목관절 굽힘의 가동 범위 측정]
- 축 : 손목관절
- 고정팔 : 노뼈
- 운동팔 : 2번째 손허리뼈

[손목관절 자쪽 굽힘의 가동 범위 측정]
- 축 : 손목관절
- 고정팔 : 아래팔의 중심
- 운동팔 : 3번째 손허리뼈

정답 **437** ①, ③

438 다음 그림에서 손가락의 변형이나 경직으로 잘못된 것은 어느 것인가?

① 볼크만 구축

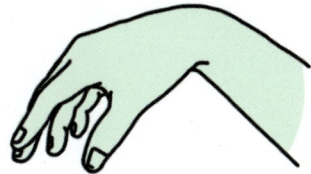

② 내재근 플러스 쥐기 구축

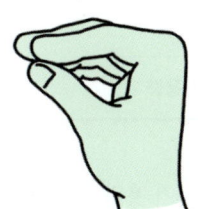

③ 듀피트렌 구축

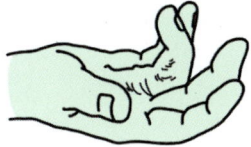

④ 단추구멍 변형

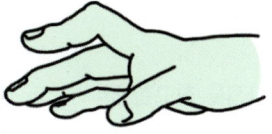

⑤ 백조목 변형

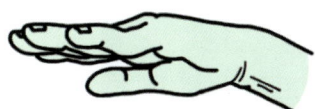

[볼크만 구축]
- 위팔뼈 위관절융기 골절 또는 아래팔골절 압궤 손상 시 발생
- 앞뼈사이동맥이 주로 손상되어 깊은손가락굽힘근과 긴엄지굽힘근 구축 발생
- 팔꿈관절 굽힘, 아래팔 엎침, 손목관절 굽힘, 엄지 모음 구축 발생

[내재근 플러스 쥐기 구축]
- 손허리손가락관절의 과도한 굽힘과 몸쪽 손가락관절의 과도한 폄

[듀피트렌 구축]
- 자신경 손상 시 발생
- 4, 5 손가락의 굽힘 구축
- 손바닥근막의 비정상적인 비후로 인해 발생

[단추구멍 변형]
- 몸쪽 손가락관절의 굽힘과 먼쪽 손가락관절의 폄 구축

[백조목 변형]
- 몸쪽 손가락관절의 과도한 폄과 먼쪽 손가락관절의 굽힘 구축

①번의 그림은 wrist drop에 대한 그림이다.

439 그림은 형태에 따른 근육 종류 중 하나이다. 이 형태에 해당하는 근육은?

① 벌레근(lumbrical muscle)
② 두힘살근(digastric muscle)
③ 넙다리빗근(sartorius muscle)
④ 두덩정강근(gracilis muscle)
⑤ 발의 긴엄지굽힘근(flexor hallucis longus muscle)

- 이는곳과 닿는곳 사이에 힘살(muscle belly) 외에도 중간힘줄(intermediate tendon)이 있어 한 근육이 두 힘살 부분으로 나눠진 경우이다.
- 이러한 근육은 두힘살근, 어깨목뿔근(omohyoid muscle) 등이 있다.

정답 438 ①   439 ②

440 다음 그림은 스파이로메타로 측정을 한 호흡량이다. 잘못 표시된 것은 어느 것인가?

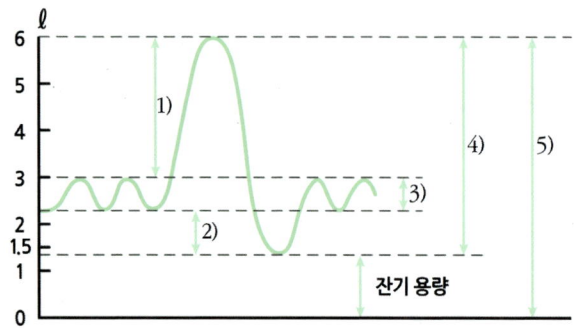

① 들숨 예비 용적
② 기능적 잔기 용량
③ 일회 호흡량
④ 폐활량
⑤ 총 폐용량

[폐용적과 용량]
- 일회 호흡량(TV) : 매 호흡 시 날숨 또는 들숨되는 용적, 500mL
- 들숨 예비 용적(IRV) : 정상적인 들숨 후 최대로 들숨되는 용적, 3,100mL
- 날숨 예비 용적(ERV) : 정상적인 날숨 후 최대로 날숨되는 용적, 1,200mL
- 잔기 용적(RV) : 최대 날숨 후 남아 있는 용적, 1,200mL
- 들숨 용량(IC) : 안정 시 날숨 후 최대 들숨량, 3,600mL
- 기능적 잔기 용량(FRC) : 정상적인 날숨 후 폐에 남아 있는 양, 2,400mL
- 폐활량(VC) : 최대 들숨 후 최대 날숨량, 4,800mL
- 총 폐용량(TLC) : 최대 들숨 후 폐 내 용적, 6,000mL

② 날숨 예비 용적이다.

441 소아를 눕혀 무릎을 세운 모습이다. 골반 X선 사진을 참고한 것은?

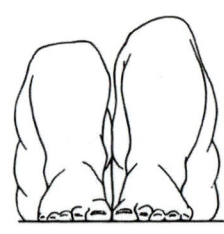 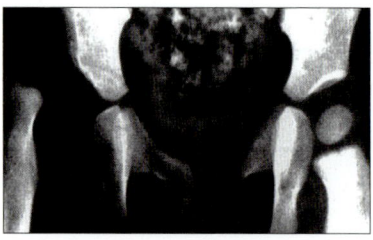

① 골수염
② 넙다리뼈머리 무혈관 괴사
③ 일과성 엉덩관절 윤활막염
④ 엉덩관절 발달형성이상
⑤ 넙다리뼈 머리끝 분리

[Allis 징후]
- 편평한 면에 아기를 눕히고 무릎을 세우면 무릎의 높이가 다르다.
- 비대칭 대퇴 피부 주름, Ortolani 징후, Barlow 징후 등을 보인다.
- 신생아에서는 X선 검사는 믿을 수 없으며, 영아기에는 초음파 검사가 효과적이다.
- 초음파 검사가 고관절 이완을 검사하는 가장 예민한 검사이다.
- 생후 2~3개월 후에는 X선 검사로도 진단이 가능하다.

442 난산 출생 만삭아가 오른팔을 움직이지 못하는 사진과 같은 자세를 보일 때, 맞는 것은?

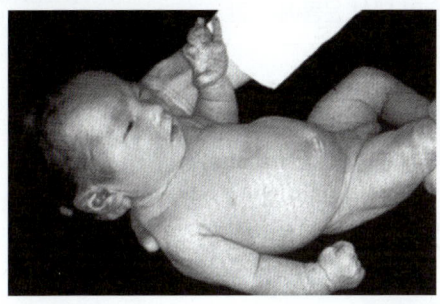

① 모로 반사 정상
② 오른쪽 눈 축동
③ 오른쪽 눈꺼풀 처짐
④ 움켜잡기 반사 정상
⑤ 7, 8번 목 신경 손상

Erb-Duchenne 마비 사진으로 C5, C6 신경 손상이다. 움켜잡기 반사는 유지된다.

443 정상 발달 아이이며, 앉은 자세는 항상 다음 그림과 같은 자세를 취한다. 이 월령에서 볼 수 있는 것으로 적절한 것은 어느 것인가? 2개 고르시오.

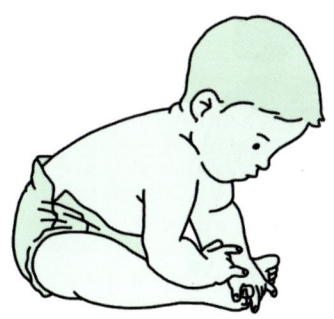

① 보행 반사
② 발바닥 파악 반사
③ 밥킨 반사
④ 물건을 한 손에서 다른 손으로 옮겨 쥠
⑤ 네발기기

문제의 그림은 6~8개월 월령이다.
② 발바닥 파악 반사 : 8~9개월에 통합되어 소실된다.
④ 물건을 한 손에서 다른 손으로 옮겨 쥐는 동작은 7개월에 나타난다.

① 보행 반사는 생후 3~4주 후에 소실됨
③ 밥킨 반사는 생후 4~6주 이후에 소실됨
⑤ 네발기기는 9~11개월에 나타남

정답 442 ④ 443 ②, ④

444 Danieals의 도수 근력 검사에 의한 왼쪽 발목관절 발바닥 굽힘 운동에서 가자미근 단독 검사를 실시한 결과 다음 그림과 같은 발목관절 발바닥 굽힘의 대상 운동이 보였다. 이 대상 운동에서 관여하는 근육은 어느 것인가? 2개 고르시오.

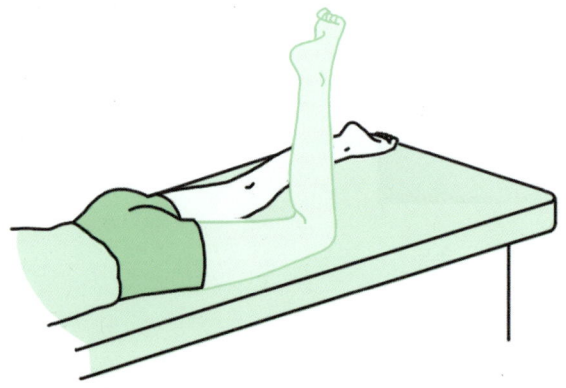

① 긴발가락굽힘근 ② 짧은엄지굽힘근
③ 긴엄지굽힘근 ④ 엄지벌림근
⑤ 앞정강근

[발목관절 발바닥 굽힘 근력 검사]
• 주의 사항 : 긴발가락굽힘근, 긴엄지굽힘근, 긴종아리근, 짧은종아리근, 뒤정강근에 의한 대상 작용에 유의

445 대퇴 의족을 장착한 환자가 보행할 때 그림과 같은 현상이 관찰되었다. 원인이 무엇인가?

① 의족이 너무 커서
② 후방 범퍼가 너무 딱딱해서
③ 절단 측의 벌림 근력이 부족해서
④ 소켓에 무릎 관절이 내선하고 있어서
⑤ 소켓의 초기 굽힘 각도가 부족해서

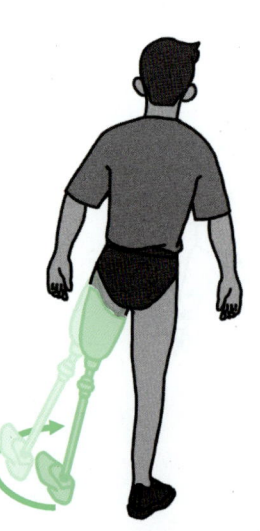

• 그림에서 보이는 비정상적인 보행 패턴은 넙다리 의족에 있어서의 보행 패턴 중 벌림 보행이다.
• 벌림 보행은 의족이 길거나 또는 크거나, 정렬이 벌림에 맞추어진 상태일 때 나타난다.

정답 444 ①, ③ 445 ①

446 다음 그림에서 잘못된 것은 어느 것인가?

① 상지 Barre 징후

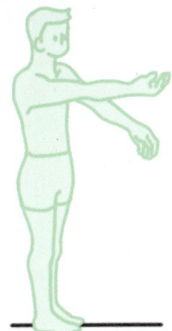

② Allen 검사

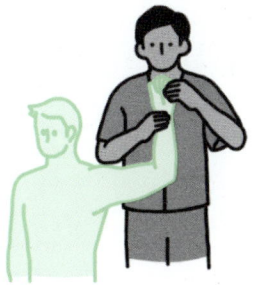

③ Hoover 징후

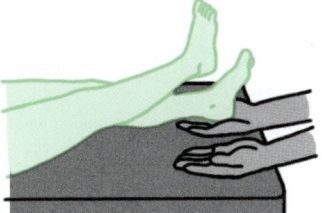

④ Adson 검사

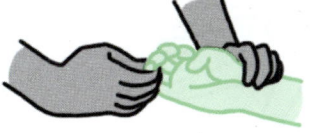

⑤ Marie-Foix 반사

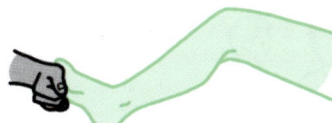

[Adson test]
가슴문증후군 감별 검사, 앉은 상태에서 팔꿈을 펴고, 머리를 같은 쪽으로 돌린 다음 맥박을 촉진, 이때 환자는 심호흡을 한 후 호흡을 참음, 호흡을 멈췄을 때 맥박이 사라지면 양성

① Barre's sign : 위운동신경원의 병변 유무 검사
② Allen test : 노동맥과 자동맥의 순환 검사
③ Hoover test : 꾀병 감별 검사
⑤ Marie-Foix reflex : 척수횡단장애 진단에 사용

정답 446 ④

447 Daniels의 도수 근력 검사에서 촉진 부위가 올바른 것은 어느 것인가?

① 짧은엄지벌림근

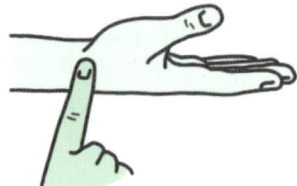

② 새끼벌림근

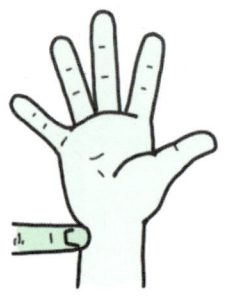

③ 엄지대립근

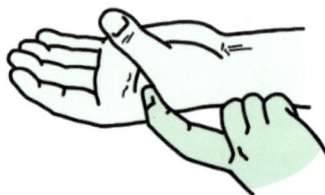

④ 등쪽뼈사이근

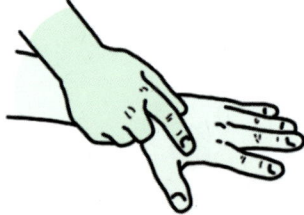

⑤ 넙다리빗근

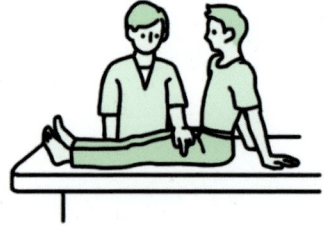

① 짧은엄지벌림근 근력 검사 시 촉진 부위 : 엄지두덩근육의 중간
② 새끼벌림근 근력 검사 시 촉진 부위 : 새끼두덩의 중간
③ 엄지대립근 근력 검사 시 촉진 부위 : 엄지손허리뼈 바깥 모서리
⑤ 넙다리빗근 근력 검사 시 촉진 부위 : 위앞엉덩뼈가시 바로 아래

정답 447 ④

448 Kendall의 근력 테스트 방법이 다음 그림과 같다. 어깨관절 모음 근력이 충분히 강한 피검사자가 엎드린 자세로 그림과 같이 왼쪽 상지를 유지했다. 검사자가 화살표 방향으로 힘을 가하였을 때 저항할 수 있는지를 조사했다. 검사하고 있는 근육은 어느 것인가?

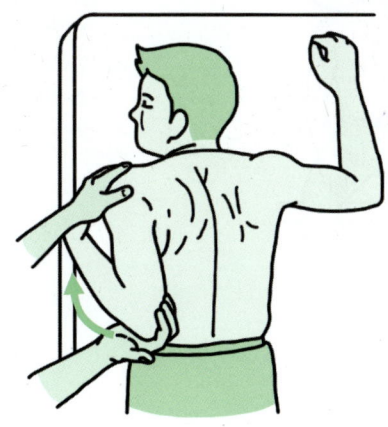

① 가시위근
② 앞톱니근
③ 큰마름근
④ 어깨세모근 중간섬유
⑤ 등세모근 아래섬유

그림은 어깨뼈 모음과 아래쪽돌림에 대한 근력 검사이다.

[어깨뼈 모음과 아래쪽돌림에 대한 근력 검사]
- 작용근 : 큰마름근, 작은마름근
- 검사 자세 : 손을 허리 뒤에 엎드려 누운 자세
- 저항 : 위팔뼈의 먼쪽 부분
- 대상 작용 및 주의점 : 위팔뼈의 폄근이 작용할 수 있기 때문에 팔꿈치를 들어서는 안 된다. 등세모근 중간섬유의 아래쪽돌림 없이 모음시킨다.

449 뇌졸중 편마비 환자에 대한 훈련이 그림과 같다. 환자는 공에 오른발을 올려 이리저리 굴리고 있다. 훈련의 목적으로 적절하지 않은 것은 어느 것인가?

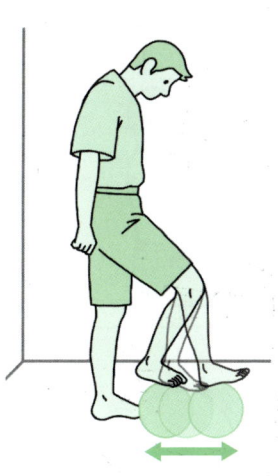

① 선 자세 균형 개선
② 배근의 협조 운동
③ 마비측(오른쪽) 하지의 지지성 향상
④ 마비측(오른쪽) 하지의 굽힘근 강화
⑤ 비마비측(왼쪽) 하지의 폄근 강화

이 그림은 비마비측(왼쪽) 하지의 지지성을 향상시키는 운동이다.

정답 448 ③ 449 ③

450 Daniels의 도수 근력 검사에서 근력 5의 측정법으로 적절한 것은 어느 것인가? 단, 관절 구축은 없고, 화살표는 검사의 억제 방향을 나타낸다.

① 어깨관절 벌림

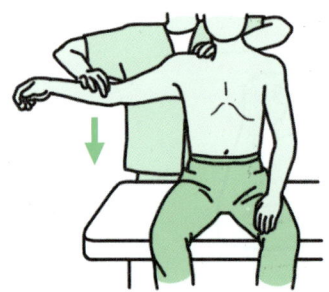

② 어깨관절 수평 벌림

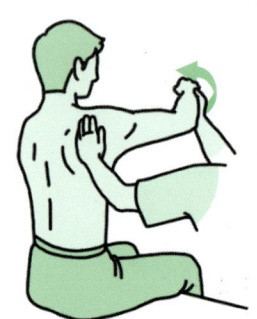

③ 어깨관절 안쪽돌림

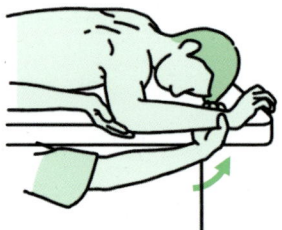

④ 팔꿉관절 굴곡

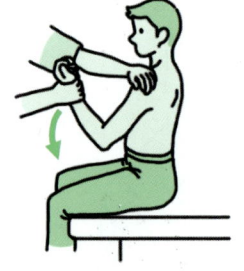

⑤ 팔꿉관절 폄

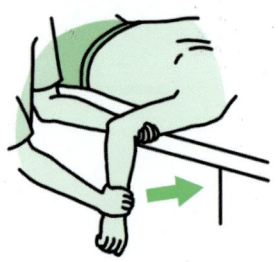

① 어깨관절 벌림 근력 5의 저항 위치는 팔꿉관절 바로 위이다.
② 어깨관절 수평 벌림 근력 5의 검사 자세는 엎드린 자세이다.
③ 어깨관절 안쪽돌림 근력 5의 치료사의 촉진하는 손의 위치는 겨드랑이이다.
⑤ 팔꿉관절 폄 근력 5의 치료사의 촉진하는 손의 위치는 팔꿈치 머리돌기이다.

정답 450 ④

451 그림의 자세를 취하게 되는 시기까지 일어나는 정상적인 발달로 옳은 것은 어느 것인가?

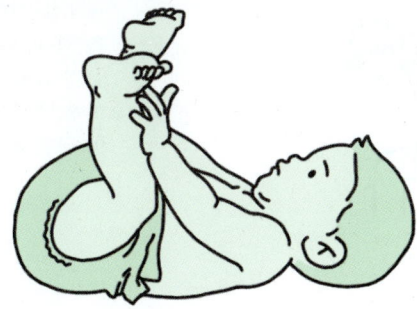

① Landau 반사는 소실하고 있다.
② 발바닥 파악 반사는 소실하고 있다.
③ 경추의 생리 전에 곡률이 생기고 있다.
④ 앉은 자세에서 경사 반응이 출현하고 있다.
⑤ 스스로 일어날 수 있다.

그림은 정상 발달 단계 3~6개월에 속한다.

① 란다우 반사는 생후 6개월부터 2년 반까지 나타나며, 이후 소실됨
② 발바닥 파악 반사는 생후 8~9개월 무렵 소실됨
④ 생후 9~12개월
⑤ 생후 9~12개월

452 다음 그림은 "손을 잡으십시오"라는 지시의 손동작이다. 이 운동은 어느 것인가?

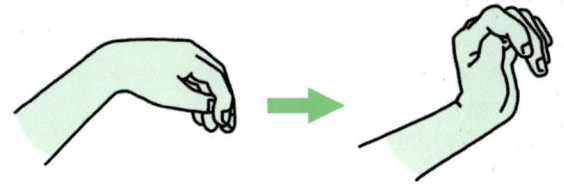

① 공동 운동(synergy movement)
② 분리 운동(separatist movement)
③ 연합 운동(asssociation movement)
④ 힘줄고정술(tenodesis)
⑤ 파악 반사(grasp reflex)

[힘줄 고정 작용]
• 2개의 관절을 지나는 근육을 이용한 작용으로 1개의 근육을 움직여 다른 근육의 움직임을 기대하는 효과
• 가장 대표적인 예는 손목 폄 시에 손가락 굽힘이 나타나는 현상

[수동 기능부전]
• 2개의 관절을 지나는 근육에서 일어나는 현상으로 각 관절이 동시에 스트레칭 될 수 없기에 나타난다.

정답 451 ③ 452 ④

453 어깨관절의 관절 각도의 측정 방법으로 옳은 것은 어느 것인가?

① 폄(앉은 자세)

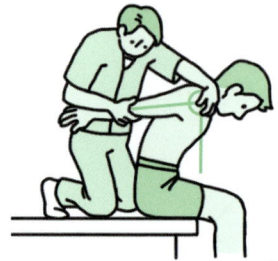

② 굽힘(앉은 자세)

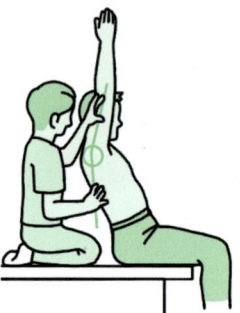

③ 벌림(앉은 자세)

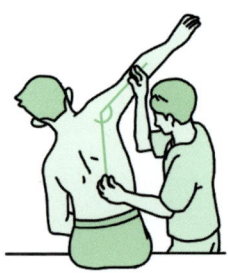

④ 가쪽돌림(앉은 자세)

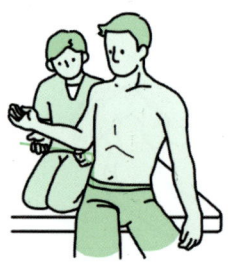

⑤ 수평 모음(앉은 자세)

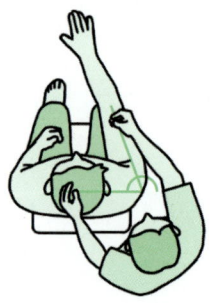

① 상체를 굽히지 않은 자세에서 실시한다.
② 상체가 뒤로 젖혀지지 않은 자세에서 실시한다.
③ 체간과 머리가 일직선인 자세에서 실시한다.
④ 어깨관절 90° 벌림과 팔꿉관절 90° 굽힘 자세에서 실시한다.

정답 453 ⑤

454 정상인이 다음 그림과 같은 자세에서 천천히 일어서는 과정이다. 옳은 것은 어느 것인가?

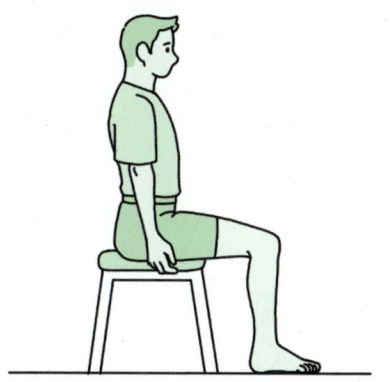

① 초기 엉덩관절 굽힘 운동에 따라 체중심은 전상방으로 이동한다.
② 전부 이상 후 고관절은 최대 굴곡위가 된다.
③ 일어선 후 체중심의 바닥에 투영점은 지지 기저면의 외부에 있다.
④ 전부 이상 후 무릎관절은 일단 굽힘한다.
⑤ 전부 이상 후 발목관절은 단조롭게 발등 굽힘한다.

① 초기 엉덩관절 굽힘 운동에 따라 체중심은 전방으로 이동함
③ 전부 이상 직후 체중심은 지지 기저면 내부에 있음
④ 전부 이상 후 무릎관절은 일단 폄한다.
⑤ 전부 이상 후 발목관절은 단조롭게 발바닥 굽힘한다.

455 그림과 같은 동작의 수행 목적은 어디에 있는가?

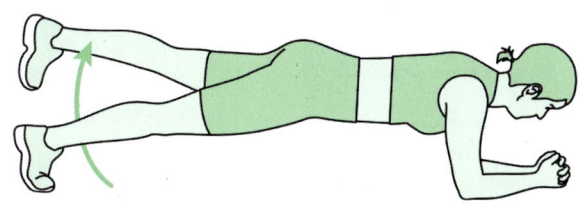

① 안정화 훈련　② 민첩성 훈련
③ 유연성 훈련　④ 균형 훈련
⑤ 가동 범위 증진

플랭크 자세는 몸통의 안정성 증진을 위해 훈련하며, 복부 근력 및 근지구력을 향상시킨다.

정답　454 ②　455 ①

456 [그림 1]에서 [그림 2]로 고정법을 바꿀 때 피험자의 체간 폄 각도가 변화했다. 피험자의 기능장애는 어느 것인가?

[그림 1]

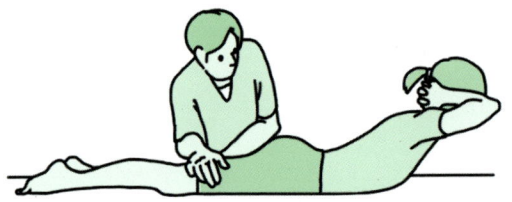

[그림 2]

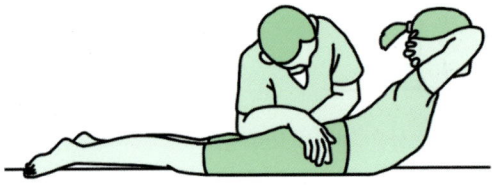

① 넙다리네갈래근의 근력 저하
② 엉덩허리근의 근력 저하
③ 큰볼기근의 근력 저하
④ 엉덩관절의 가동 범위 제한
⑤ 하지 운동실조

- [그림 1]과 [그림 2]의 차이는 고정 위치이다.
- [그림 1]의 경우 큰볼기근의 약화로 인해 체간 폄 각도에 제한이 있음
- [그림 2]의 체간 폄 동작에서 엉덩관절을 고정함으로써 큰볼기근의 활성을 배제함, 이에 따라 체간 폄 각도가 증가함

457 Daniels의 도수 근력 테스트가 그림과 같다. 테스트를 하고 있는 근육으로 옳은 것은 어느 것인가? 단, 그림의 화살표는 저항의 방향을 나타낸다. 2개 고르시오.

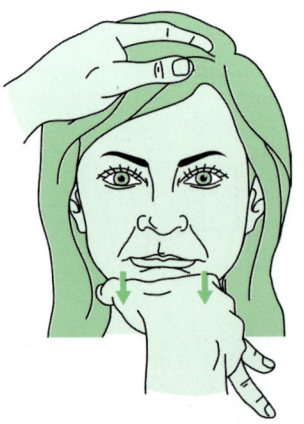

① 관자근
② 넓은목근
③ 턱목뿔근
④ 두힘살근
⑤ 안쪽날개근

[깨물근, 관자근, 안쪽날개근 도수 근력 평가]
- 작용 : 아래턱 올림
- 검사 : 턱을 꽉 다문다.
- 저항 부위 및 촉진 부위 : 엄지와 집게손가락으로 턱을 감싸쥐고 턱을 벌린다.

그림은 저작근 중 깨물근, 관자근, 안쪽날개근에 대한 도수 근력 평가 방법이다.

정답 456 ③ 457 ①, ⑤

458 목 척수 손상자(C6까지 기능 잔존)가 할 수 없는 동작은 어느 것인가?

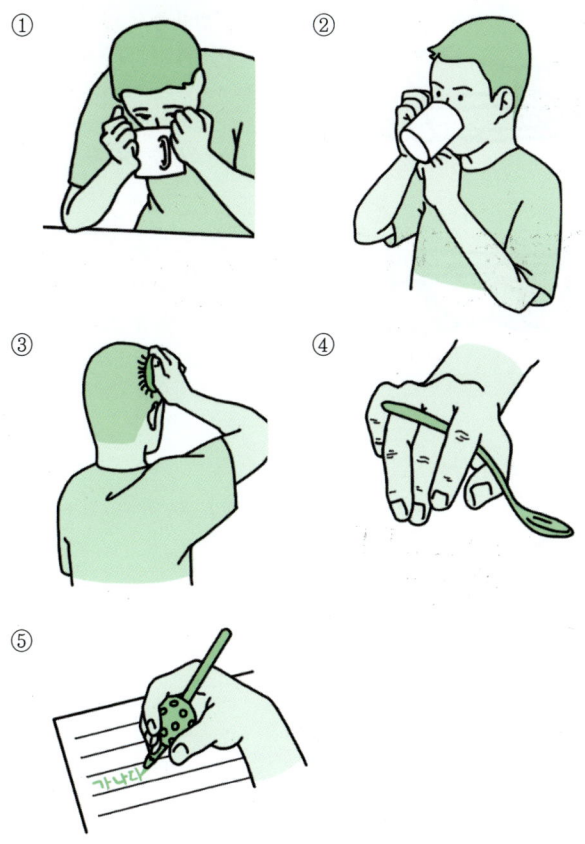

① ② ③ ④ ⑤

[척수 손상 신경학적 C6 레벨]
- 사용 가능 근육 : 노쪽손목폄근, 가시아래근, 작은원근, 넓은등근, 큰가슴근, 원엎침근, 앞톱니근
- 가능한 운동 : 어깨관절 굽힘, 폄, 모음, 안쪽돌림, 어깨뼈 벌림, 상방 회전, 손목 신전
- 감각 : 팔 외측과 엄지, 검지 존재
- 반사 : 위팔두갈래근힘줄, 위팔노근힘줄 반사 정상
- 가능한 기능 : 커프를 사용한 식사 동작, 지퍼나 벨크로 옷 입고 벗기, 보조기 및 도구가 준비된 경우에는 자조 활동 독립적 수행, 신발끈 맬 수 없음, 미끄럼판을 이용한 이동 동작, 의자차 전진의 독립적 수행, 의자차 제한적 스포츠 활동
- 필요한 재활보조도구 : 손가락 사이에 끼울 수 있는 수저, 식사보조도구, 손가락굽힘근 경첩형 스프린트, 커프 등

459 그림과 같이 훈련을 하는 주요 목적은 어디에 있는가?

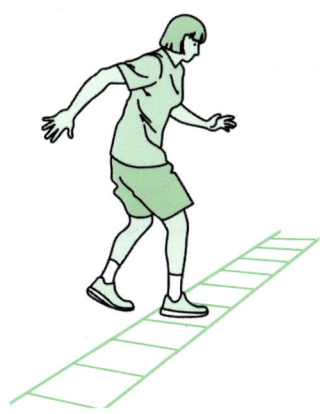

① 순발력 향상
② 균형 능력 증진
③ 안정성 증가
④ 근력 증가
⑤ 체중 부하

[스텝 사다리 훈련]
빠른 방향 전환과 순발력 향상을 주요 목적으로 실시한다.

정답 458 ⑤ 459 ①

460 보조기의 적용으로 적절한 것은 어느 것인가?

① 정중신경 마비

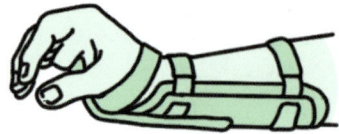

② 노신경 마비

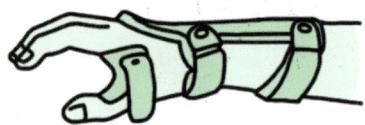

③ 척수 손상(제6목 척수절까지 기능 잔존)

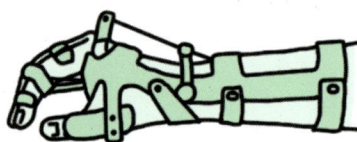

④ 근육둘레띠 파열 수술 후

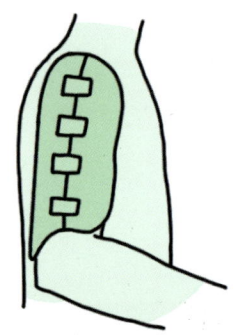

⑤ 위팔뼈 골간부 골절

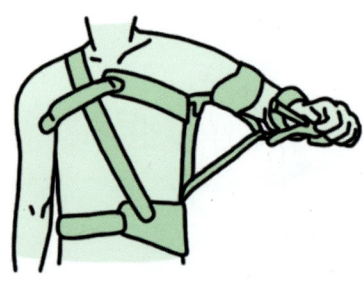

[Wrist driven prehension splint]
- 손허리손가락관절과 손목관절은 경첩관절로 되어 있고, 아래팔은 받쳐 줌
- 탄력성에 의해 손목관절 폄 보조
- 건고정 작용으로 손가락관절 굽힘 보조
- C6 척수 손상 환자에게 적용

① 콕업 보조기 - 노신경 마비
② 맞섬부목 - 정중신경 마비
④ 위팔뼈 골절보조기
⑤ 어깨관절 골절보조기

정답 460 ③

461 다음 그림을 보았을 때, 환자에게 뼈조직의 감소를 보이고 있다. 적절한 물리 치료 중재는?

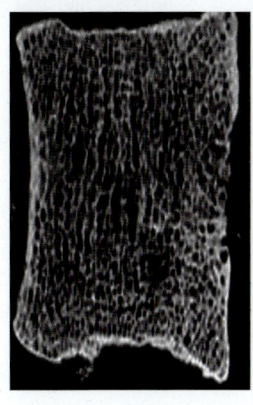 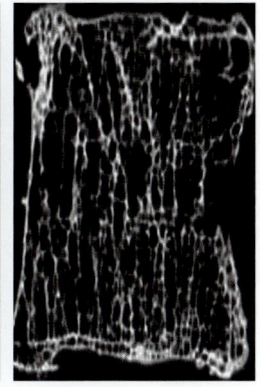

① 장기간 침상 안정 자세에서 휴식한다.
② 뼈에 가해지는 스트레스를 피하기 위해 체중 부하 운동을 금지한다.
③ 저항 운동은 고부하, 고반복 운동을 실시한다.
④ 비타민 D 합성을 위한 UV-B 광선 치료 실시한다.
⑤ 유산소 운동은 최소한으로 실시한다.

[뼈엉성증 물리 치료]
• 비타민 D 합성을 위해 UV-B 광선 치료 시행
• 침상 안정을 피한다.
• 유산소 운동 시 최대 운동 능력의 50~80%로 실시
• 고저항 저반복 운동 실시
• 체중 지지 운동을 통해 뼈에 스트레스 제공

462 손을 쓰지 않은지 오래된 왼손잡이인 뇌졸중 편마비 환자에 대한 입욕지도 중 그림과 같은 도구를 사용하도록 도왔다. 신체 부위에서 세척이 잘 되지 않은 부위는 어디인가?

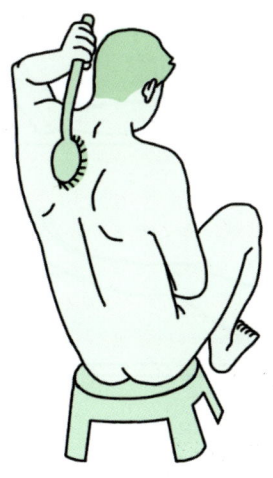

① 마비 측 상지
② 비마비 측 상지
③ 체간
④ 마비 측 하지
⑤ 비마비 측 하지

② 뇌졸중 환자의 경우 상지의 굽힘 패턴을 가지고 있음, 이에 따라 비마비측 상지의 세척이 어려움

정답 461 ④ 462 ②

463 다음은 오른쪽 발목관절의 불안정성 검사를 나타낸 그림이다. 검사하고 있는 인대는 어느 것인가? 단, 화살표는 추가 힘의 방향을 나타낸다.

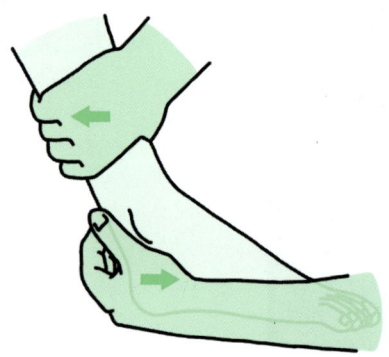

① 삼각인대
② 발꿈치종아리인대
③ 앞목말종아리인대
④ 앞정강종아리인대
⑤ 바닥쪽 발꿈치발배인대

그림은 발목관절 전방 끌림 검사(anterior drawer test)이다.

[발목관절 전방 끌림 검사(anterior drawer test)]
- 앞목말종아리인대의 손상 유무 검사
- 환자는 치료대에 똑바로 누워 발을 치료대 밖으로 내민 자세 또는 앉은 자세이다.
- 치료사의 한 손으로 정강뼈와 종아리뼈를 고정하고 다른 한 손으로 환자의 발꿈치뼈 후면을 잡는다.
- 치료사는 발꿈치뼈를 잡은 손을 앞쪽으로 당긴다.

464 바로 누운 자세에서 양하지 거상 운동을 할 때 다음과 같은 자세 변화가 관찰되었다. 근력 저하로 판단되는 근육은 어느 것인가?

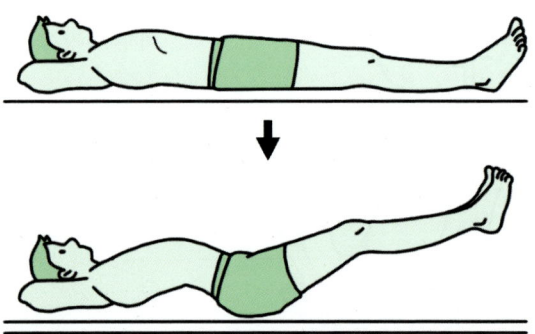

① 엉덩허리근
② 배곧은근
③ 넙다리곧은근
④ 넙다리두갈래근
⑤ 척주세움근

그림은 배곧은근의 약화로 인해 엉덩허리근이 보상 운동을 함으로써 허리가 폄되면서 등이 바닥에서 뜬다.

정답 463 ③ 464 ②

465 오른쪽 다리근육의 스트레칭 운동을 할 때 운동 방법과 신장되는 근육의 조합으로 옳은 것은 어느 것인가?

① 엉덩허리근

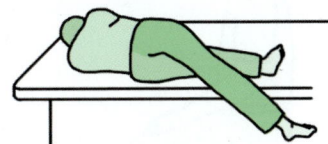

② 대퇴근막긴장근

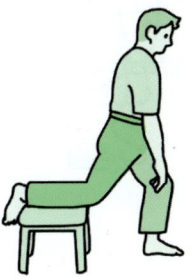

③ 가자미근

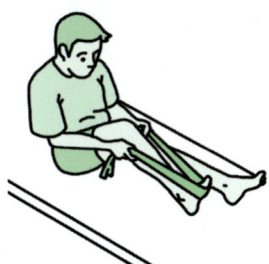

④ 장딴지근

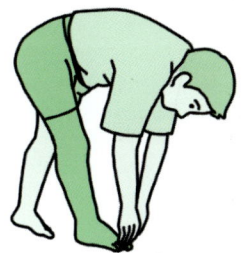

⑤ 넙다리뒤근육

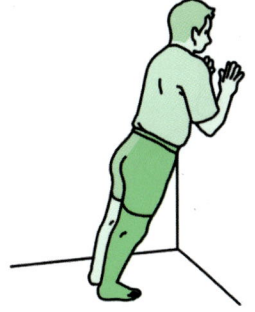

① 중간볼기근
② 엉덩허리근
④ 넙다리뒤근
⑤ 장딴지근

정답 465 ③

466 근력측정기로 무릎관절 폄 등척성 근력을 측정하는 모습을 그림에 나타내었다. 측정값은 150N이었다. 대상자의 체중은 60kg이다. 체중 대비 모멘트로 올바른 것은 어느 것인가?

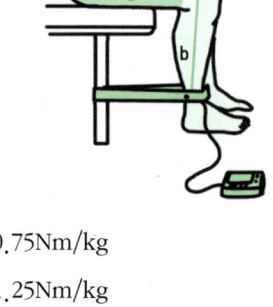

a의 길이 : 40cm
b의 길이 : 30cm
A : 엉덩관절 중심
B : 무릎관절 중심

① 0.50Nm/kg
② 0.75Nm/kg
③ 1.00Nm/kg
④ 1.25Nm/kg
⑤ 1.50Nm/kg

[체중 대비 모멘트 계산식]

$$= \frac{모멘트(N) \times 힘팔의 길이(m)}{몸무게(kg)}$$

$= 150 \times 0.3/60$
$= 0.75 Nm/kg$

467 그림과 같이 훈련을 했을 때, 주요 목적은 어디에 있는가?

① 균형 훈련
② 근력 증가
③ 순발력 향상
④ 유산소 훈련
⑤ 체중 감소

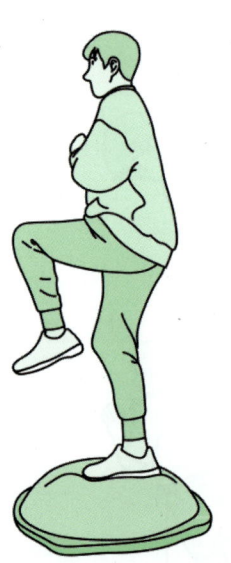

- 불안정한 지지면인 하프짐볼 위에서 균형 훈련을 실시하고 있다.
- 한쪽 다리를 들어 두 발로 지지할 때 보다 높은 균형 유지 능력이 요구된다.

정답 466 ② 467 ①

468 정상 발달인 1개월 유아가 보이는 자세는 어느 것인가?

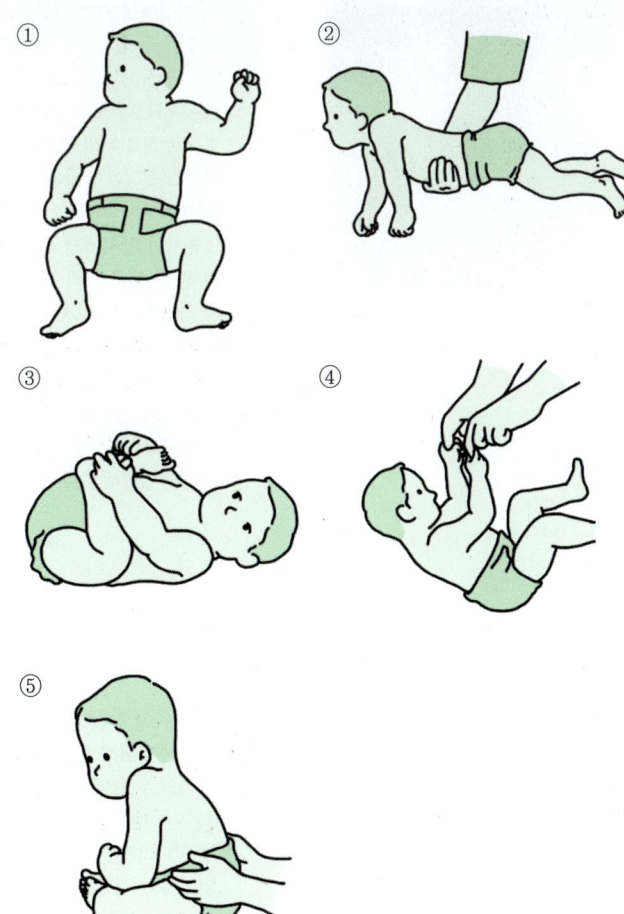

> [정상 발달 1개월 엎드린 자세]
> - 머리 비대칭성
> - 어깨관절 내밈, 안쪽돌림, 벌림
> - 팔꿉관절 굽힘, 손목관절 자쪽편위
> - 생리학적인 굽힘으로 인해 굽힘근이 우세한 자세
> - Finger to mouth하여 손가락 빨기
>
> [정상 발달 1개월 바로 누운 자세]
> - 목적이 있는 움직임이 아닌 무작위 움직임
> - 쥐기 반사가 강함
> - 어깨뼈 내밈, 팔꿉관절 굽힘, 손가락 굽힘
> - 펜싱 자세

469 그림에서 보이는 넙다리 의족 소켓의 특징이 아닌 것은 어느 것인가?

① 내외경이 전후경보다 짧다.
② 궁둥뼈 결절에서 체중을 지지한다.
③ 절단 부위가 모음 위치로 유지되기 쉽다.
④ 회음부 통증이 적다.
⑤ 옆사람에게 안정성이 좋다.

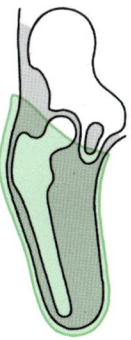

> [그림에서 보이는 넙다리 의족 소켓은 궁둥뼈 수납형 소켓]
> - 좌골을 수용하는 삼각형 구조로 내외경이 전후경보다 짧다.
> - 보행 시 고관절 모음과 좁은 기저부 보행 유지
> - 내외측 안정성
> - 대퇴골간을 따라 최대한 힘을 분배
> - 좌골, 좌골지, 둔부의 근육, 대퇴골의 외측면, 절단단 전체에 균등하게 체중 분배
> - 현가 기능 개선, 절단단 체적 변화 적음
> - 회음부 통증 감소

정답 468 ①   469 ②

470 23세 남자가 야구시합을 하는 도중 야구방망이에 왼쪽 위팔 부위를 맞았다. 이후 손목이 처지는 현상이 생기고 손목을 들 수 없었다. 병원에서 X-ray 사진은 오른쪽과 같았다. 이때 손상될 수 있는 신경은?

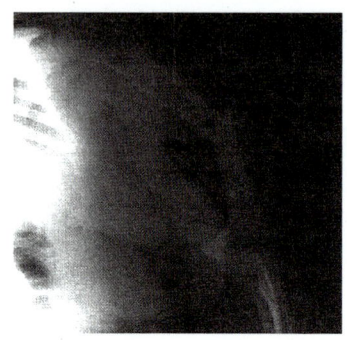

① 노신경(radial nerve)
② 정중신경(median nerve)
③ 겨드랑신경(axillary nerve)
④ 근육피부신경(musculocutaneous nerve)
⑤ 자신경(ulnar nerve)

- X선 사진에서 환자의 위팔 가운데 지점에서 가쪽 부분의 손상을 유추할 수 있다. 이 부분은 위팔뼈(humerus)의 노신경고랑(radialgroove)에 노신경이 위치하고 있는 부위로 뼈의 골절 등에 의해 쉽게 노신경이 손상을 받을 수 있는 부위이다.
- 덧붙여서 환자에서 나타난 증상인 손목 처짐 등의 현상은 자쪽 및 노쪽손목폄근(extensor carpi radialis m. & extensor carpi ulnaris m.)의 손상 시 일어나는 현상으로 이 근육들을 지배하고 있는 노신경의 손상은 이 환자의 증상을 잘 설명해 준다.

471 신장 170cm, 체중 90kg인 60세 남자가 3세 때 소아마비로 인한 오른쪽 다리 단마비(monoplegia)가 있다. 오른쪽 장하지보조기를 장착하여 보행이 가능하나 3개월 전부터 보행이 힘들어 왼쪽 다리의 근력이 저하된 것으로 보여 재활 치료를 진단받았다. 다리의 상태가 다음 그림과 같다. 물리 치료로 잘못된 것은 어느 것인가?

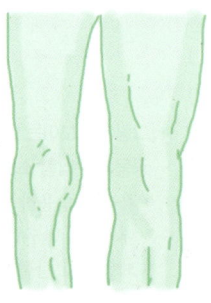 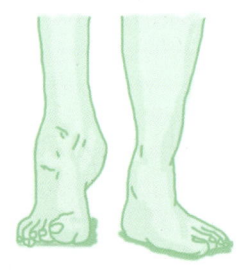

① 체중을 감량한다.
② 지팡이를 사용한다.
③ 골반 장비를 장하지보조기로 변경한다.
④ 왼쪽 다리근육의 과사용을 막는 생활을 지도한다.
⑤ 족저판을 이용해 다리 길이를 재조정한다.

① 과체중 상태이므로 다리 부하를 감소하기 위해 체중을 감량한다.
② 다리의 부하를 분산시켜 주기 위해 지팡이를 사용한다.
③ 왼쪽 다리의 근력이 저하된 것으로 오른쪽 다리의 보조기는 변경하지 않는다.
④ 오른쪽 다리와 왼쪽 다리를 균등하게 사용할 수 있도록 생활을 지도한다.
⑤ 소아마비 후유증으로 다리 길이가 차이가 난다면 다리 길이를 비슷하게 하는 조치를 해야 한다. 족저판을 이용해 다리 길이를 재어 보조기를 재조정한다.

정답 470 ① 471 ③

472 척수 완전 손상 환자의 이승 동작을 그림으로 나타내었다. 이 동작이 가능한 원인으로 보는 기능 잔존 수준의 상한으로 올바른 것은 어느 것인가?

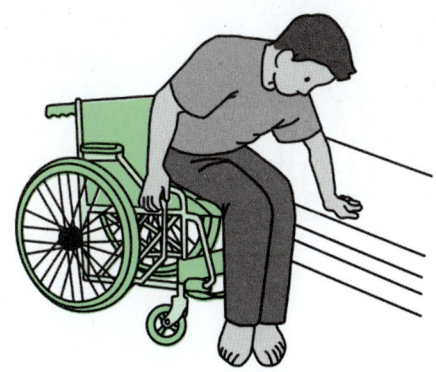

① C5　　② C6　　③ C7
④ T1　　⑤ T10

휠체어에서 베드까지의 이동은 C7 기능이 잔존해야 가능하다.

[척수 손상 신경학적 C7 레벨]
- 사용 가능 근육 : 위팔세갈래근, 노쪽손목굽힘근, 손가락폄근, 짧은엄지폄근, 긴엄지폄근
- 가능한 운동 : 팔꿉관절 폄, 손목관절 굽힘, 손가락 폄, 팔굽혀펴기 가능
- 감각 : 팔 외측과 엄지, 중지 존재
- 반사 : 위팔두갈래근힘줄, 위팔노근힘줄, 위팔세갈래근 힘줄 반사 모두 정상
- 가능한 기능 : 자조 활동(식사하기, 세수하기, 개인위생 등) 독립적 수행, 의자차 이동의 독립적 수행

473 63세 남성이 뇌경색에 의한 왼쪽 편마비가 있다. 발병 후 2달 뒤 보행 시 입각기 모습이 그림과 같다. 환측에 대한 물리 치료로 적절하지 않은 것은 어느 것인가?

① 장딴지세갈래근의 테이핑
② 앞정강근의 전기 치료 요법
③ 단하지보조기를 이용한 보행
④ 무릎관절 굽힘 자세에서의 체중 지지
⑤ 장딴지 부위의 아이싱

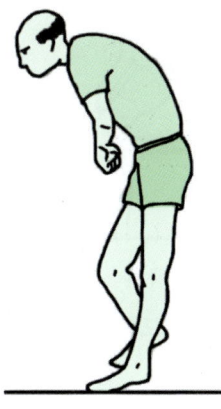

왼쪽 편마비에 의한 왼쪽 다리의 무릎관절 폄과 발목관절 발바닥 굽힘의 구축이 있는 것으로 보인다.

① 앞정강근을 테이핑하여 발목관절의 발등 굽힘을 돕는다.
② 앞정강근의 전기 치료 요법을 통하여 발목관절의 발등 굽힘이 나타날 수 있게 한다.
③ 보조기를 이용하여 보행을 돕는다.
④ 무릎관절 폄 상태로 구축된 다리를 굽힘 자세에서의 체중 지지를 할 수 있도록 한다.
⑤ 아이싱은 근육 경련을 풀어주는 효과가 있다.

정답　472 ③　　473 ①

474 75세 남성이 오른쪽 시상 출혈로 인한 왼쪽 편마비를 앓고 있다. 발병 후 3주 뒤 브룬스트롬 단계 팔 Ⅱ, 다리 Ⅲ 진단이 나왔다. 평행봉 내 서있는 자세가 그림과 같다. 운동 요법으로 적절하지 않은 것은?

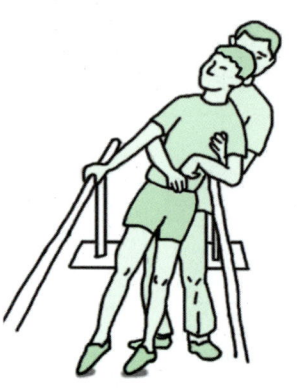

① 치료자가 서서 왼쪽부터 번갈아가며 지탱한다.
② 앉은 자세에서 균형 훈련을 한다.
③ 거울을 보며 서있는 자세 유지 훈련을 한다.
④ 건측 다리에 체중 부하 훈련을 한다.
⑤ 높은 좌식의자에서 일어나는 훈련을 한다.

- 팔 2단계 : 협동 동작이 발달되는데 보통 폄근 협동 동작보다 굽힘근 협동 동작이 먼저 나타난다.
- 다리 3단계 : 앉은 자세와 선 자세에서 연합 운동으로 엉덩관절 굽힘과 무릎관절 굽힘과 발목관절 발등 굽힘을 할 수 있다.
- 그림을 보아 환자는 밀기증후군(pushing syndrome)이 있음을 알 수 있다.

① 치료사는 환자의 건측에 서서 건측으로 밀어보라고 지시한다.

475 70세 남성이 파킨슨병, 혼과 야르의 중증도 분류 4단계이다. 의자에서 앉았다 일어날 때 동작이 그림과 같이 능숙하지 않다. 일어서는 동작 훈련으로 적절한 것은? 2개 고르시오.

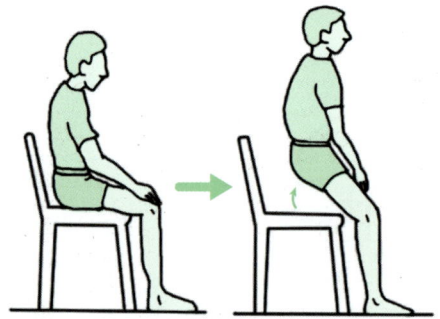

① 엉덩관절을 낮게 굽혀 바닥을 걷어찬다.
② 몸통을 앞으로 굽혀 인사 동작을 하도록 한다.
③ 양팔을 앞으로 뻗는다.
④ 엉덩이를 뗄 때 무릎관절 폄을 한다.
⑤ 무릎관절보다 낮은 의자를 사용한다.

① 엉덩관절은 무릎관절보다 높게 위치해 있어야 일어서기에 용이하다.
②, ③ 그림을 보아 환자는 체중을 앞으로 이동하지 않고 일어서려는 형태를 보이고 있다. 환자의 체중을 앞으로 이동시키는 것을 돕기 위하여 몸통을 굽힌다거나 양팔을 앞으로 뻗어 체중을 앞으로 이동한 후 일어나는 방법을 훈련시킨다.
④ 엉덩이를 뗄 때 동시에 무릎관절을 폄을 하게 되면 체중이 뒤쪽에 남아있기 때문에 일어나기가 어렵다.
⑤ 무릎관절보다 높은 의자를 사용하여 엉덩관절이 무릎관절보다 위쪽에 위치하여 일어나기가 용이하도록 만들어 준다.

정답 474 ① 475 ②, ③

476 그림과 같이 움직임이 가능한 소아는 대운동 기능 분류 시스템 몇 단계에 해당하는가?

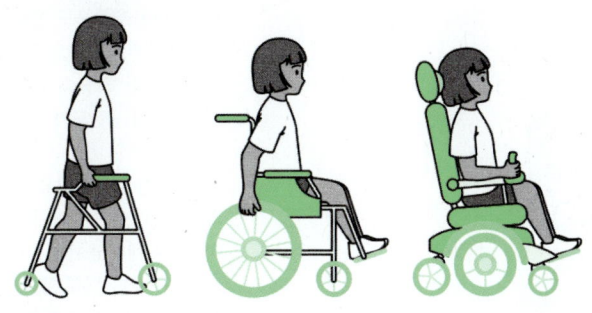

① 1단계　② 2단계　③ 3단계
④ 4단계　⑤ 5단계

[대운동 기능 분류 시스템 GMFCS]

1단계 : 제한 없이 걷는다.
- 대부분의 환경에서 걸을 수 있고, 난간을 잡지 않고 계단을 오르내릴 수 있다. 완벽하지는 않지만 체육 활동과 스포츠에 참여할 수 있다.

2단계 : 걷지만 제한적이다.
- 환경적인 요인이나 개인적 선호에 따라 이동 장비를 선택할 수 있다. 체육 활동과 스포츠에 참여하기 위해서는 개조 장비가 필요할 수 있다.

3단계 : 손으로 잡는 보행보조기구를 사용하여 걷는다.
- 환경적, 개인적 요인에 따라 이동 방법이 다양하다. 수동 휠체어나 전동 이동 장비를 이용하여 체육 활동과 스포츠에 참여할 수 있다.

4단계 : 자가 이동이 가능하나 제한적임, 전동 이동 장비를 사용할 수 있다.
- 대부분 바퀴달린 의자를 사용한다. 서서 하는 이동 동작을 돕기 위해 다리로 체중을 지지하기도 한다.

5단계 : 수동 휠체어로 다른 사람이 옮겨줘야 한다.
- 중력에 대해 목과 몸통을 가누지 못하고 팔다리 동작을 잘 조절하지 못한다. 보조기술 장비로도 충분히 보완되지 않는다.

477 10세 소년이 그림과 같이 바닥에서 일어서고 있다. 근력 저하 부위로 옳은 것은 어느 것인가? 2개 고르시오.

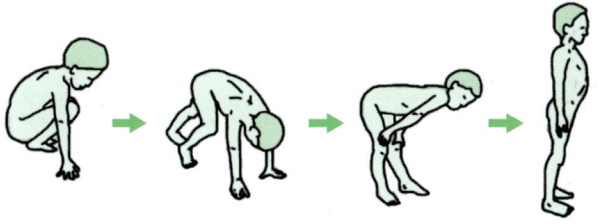

① 큰볼기근　② 엉덩허리근
③ 넙다리네갈래근　④ 앞정강근
⑤ 가자미근

문제의 사진은 gower 징후로 근육퇴행위축(근이영양증)의 특징적 소견으로 큰볼기근과 넙다리네갈래근의 약화로 바닥에 앉았다 일어날 때 다리의 아래부터 짚어 올라오면서 일어나는 징후이다.

정답　476 ③　477 ①, ③

478 3세 남아가 경직형 오른쪽 편마비를 앓고 있다. 그림과 같이 오른쪽 팔다리에 영향을 주고 있는 것은 어느 것인가? 2개 고르시오.

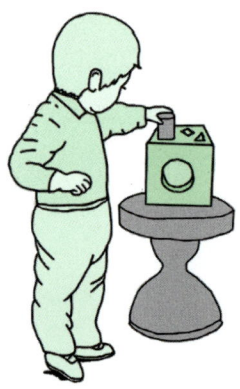

① 비대칭성 긴장성 목 반사
② 긴장성 미로 반사
③ 양성 지지 반응
④ 도피 반사
⑤ 자동 보행

환측의 팔에선 굽힘근의 긴장도가 증가되어 있고, 다리에서는 폄근의 긴장도가 증가되어 있다.
① 머리를 한쪽으로 돌렸을 때 머리를 돌린 반대쪽으로 팔은 굽힘근의 긴장도가 증가되고, 다리는 폄근의 긴장도가 증가되는 반사이다.
② 무릎을 굽힘시켰을 때 다리의 폄근 긴장도가 증가되는 반사이다.
③ 바로 세워 들어서 발바닥을 바닥으로부터 튀게 했을 때 다리에 폄근이 긴장이 증대되고 발바닥 굽힘이 나타나고 무릎은 과도한 폄이 나타난다.
④ 척수 반사의 일종으로 두 팔, 두 다리의 피부에 강한 자극을 받았을 때 몸을 향하여 오므리는 반사를 말한다.
⑤ 아이의 겨드랑이에 손을 넣어 세우는 시늉을 하면 아이가 몇 발자국 걸으려는 행동을 보이는 반사이다.

479 37세 남성이 축구를 하던 중 오른쪽 정강이 뒤를 걷어차인 느낌과 함께 통증이 생기고 한 발 서기가 불가능해졌다. 종아리 뒷면의 먼 쪽 부위에 통증과 붓기가 보였다. 오른쪽 종아리의 MRI 사진이다. 이 질환으로 양성되는 현상은 어느 것인가?

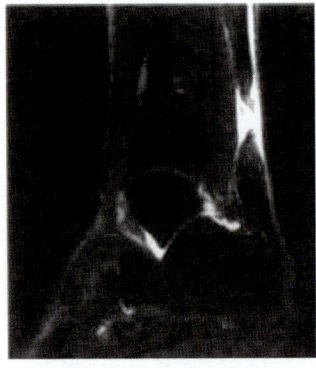

① Apley 테스트
② Lasegue 테스트
③ Lachman 테스트
④ Thompson 테스트
⑤ McMurray 테스트

[아킬레스 건염]
• 손상 당시 갑작스런 통증과 더불어 '툭' 하는 소리가 나거나 종아리 뒷부분을 강하게 얻어맞은 느낌을 호소한다.
• 발끝으로 서기가 힘들고 걷지 못할 정도가 되며 점차 부종이 심해진다. 촉진을 통하여 결손 부위가 만져지면 파열을 의심한다.
• 종아리를 손으로 압박하는 검사인 톰슨 검사(Thompson test)에서 바닥쪽 굽힘이 되지 않을 경우 양성으로 진단하며, 이는 완전 파열을 의미한다. 다만 증상만으로 건염, 부분 파열, 완전 파열을 구분하기 어려울 수 있다.

정답 478 ①, ③   479 ④

480 생후 2개월 된 아기가 그림 A의 상태에서 뒤통수에서 손을 떼면 그림 B와 같이 되었다. 이 반응으로 옳은 것은 어느 것인가?

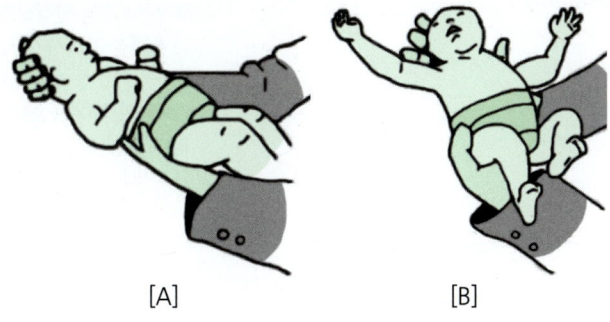

[A]　　　　　[B]

① 평형 반사의 하나이다.
② 생후 4개월 무렵에 사라진다.
③ 대뇌 겉질 수준의 반사이다.
④ 팔 좌우 비대칭 움직임은 정상이다.
⑤ 그림 B에서 계속 안기려 하는 움직임은 비정상이다.

[모로 반사(moro reflex)]
- 검사 자세 : 검사자는 환자의 머리 뒤쪽을 갑자기 젖힌다(검사자가 손뼉을 치거나, 큰소리를 질러 환자를 놀라게 하는 방법도 있다).
- 음성 반응 : 놀라는 반응이 없거나 미미하다.
- 양성 반응 : 양팔이 벌림, 폄(혹은 굽힘, 바깥 돌림되며, 손가락은 벌림, 폄된다)
- 출생 시부터 생후 4개월까지는 양성 반응이 나타나도 정상이다. 생후 4개월 이후 양성 반응이 나타나면 반사 성숙의 지연을 의미하게 된다. 생후 4개월 이후에서는 음성 반응이 정상이다.

① 모로 반사는 세반고리관, 미로, 목고유감각수용기를 자극함으로써 나타나는 자동 운동 반응이다. 평형 반사는 대뇌겉질 수준에서 나타나게 된다.
③ 모로 반사는 자동 운동 반응이다.
④ 팔의 좌우 대칭 움직임이 정상이다.
⑤ 그림 B에서 양팔을 벌리고 펴는 움직임은 정상이다.

---

481 21세 남성이 오른쪽 위팔뼈 골절을 입었다. 그림의 영역에서 운동 마비가 보인다. 스플린트를 장착할 때, 가장 적절한 것은 어느 것인가?

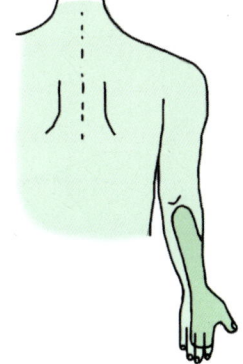

① Flexor hinge hand 스플린트
② 장대립보조기
③ Thomas 스플린트
④ Finger bender 스플린트
⑤ 단대립 스플린트

- 약한 손목관절 폄근이 지나치게 늘어나는 것을 방지한다.
- 노신경 마비로 손이 쳐졌을 때 손목 쳐짐을 방지하기 위해 사용한다.

정답　480 ②　481 ③

482 호흡 기능 검사 결과 왼쪽 그림과 같이 낮은 곡선을 얻었다. 이 환자의 호흡 물리 치료로 적절하지 않은 것은 어느 것인가? (단, 오른쪽 그림은 정상인의 결과를 보여준다)

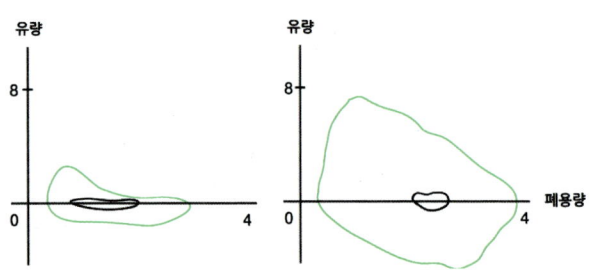

① 가슴우리(흉곽) 가동성 유지
② 입을 오므리고 호흡 지도
③ 가로막(횡격막) 호흡법 지도
④ 폐활량 촉진호흡법
⑤ 복근 근력 강화

② 호흡률을 감소시키고, 1회 호흡 용적은 증가시키며, 운동 내성을 향상시킨다.
③ 환기의 효율을 향상시키고, 호흡의 노력을 감소시키고, 가스 교환과 산화를 증가시킨다.
④ 지속적인 최대 들숨을 강조하는 훈련, 들이 쉰 공기의 용적을 증가시킨다.

483 다음 그림의 검사법에서 손상된 조직의 병변을 확인할 수 있는 것은?

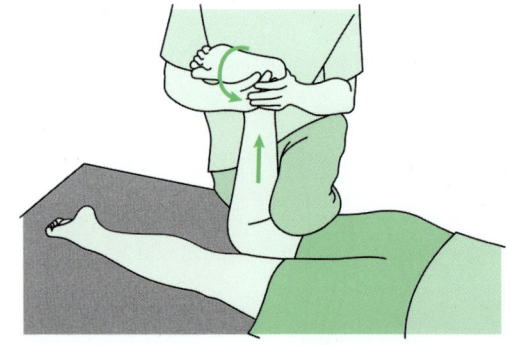

① 앞십자인대　　② 뒤십자인대
③ 가쪽반달연골　④ 안쪽반달연골
⑤ 가쪽곁인대

[아플레이 떼어당김 검사]
· 환자는 엎드려 누운 상태에서 무릎을 90° 굽힘하고 치료사는 양손으로 발목을 잡는다.
· 환자의 무릎을 고정하고 발목을 위로 올리며 가쪽, 안쪽돌림하여 곁인대의 스트레스를 유발한다.

정답 482 ⑤ 483 ⑤

484 48세 남성이 고교 시절에 야구를 시작해 현재도 일주일에 한 번 정도 계속하고 있다. 최근에 허리 통증이 악화되어 병원에서 진단을 받은 결과 제5허리뼈 분리증으로 진단되어 3주간 자택에서 안정을 취하도록 했다. 이 시점에서의 물리 치료로 적절하지 않은 것은 어느 것인가?

① 팔굽혀펴기

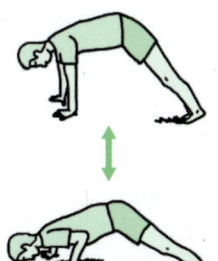

② 윗몸 일으키기

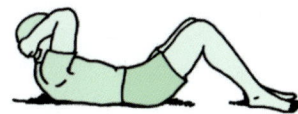

③ 배근육 근력 강화

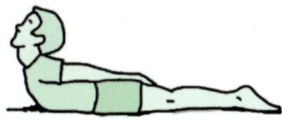

④ SLR 훈련

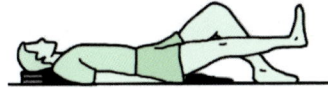

⑤ 까치발 들고 서 있기

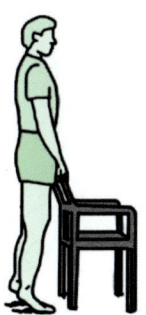

분리증 또는 전방전위가 있는 환자에게 lumbar의 ext 동작은 금기이다.

정답 484 ③

485 55세 여성이 어릴 때부터 파행을 앓고 있다가 지난 몇 년 동안 오른쪽 엉덩이의 통증이 악화되어 내원했다. 운동 마비나 감각장애는 물론 정형외과 수술을 받은 적도 없다. 무릎을 굽히고 누웠을 때, 그림과 같은 자세를 보였다. 이것으로 평가되는 것은 무엇인가?

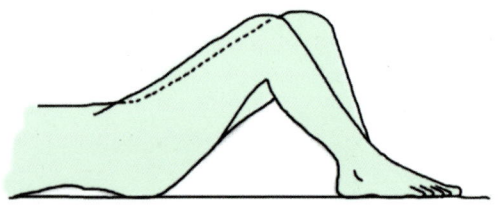

① 굽은넙다리뼈
② 넙다리뼈목 앞방향 경사
③ 엉덩관절의 관절 가동 범위
④ 다리의 도수 근력 검사
⑤ 다리의 건반사

자세로만 봤을 때 굽은넙다리뼈(coxa vara)이거나 넙다리뼈 길이 차이가 의심된다.

486 10세 소녀가 경직형 양측 마비이다. 이동 시에는 네발기기를 하며, 보행기 및 휠체어도 병용하고 있다. 이 소녀가 일어서는 자세는 그림과 같다. 원인은 무엇일까?

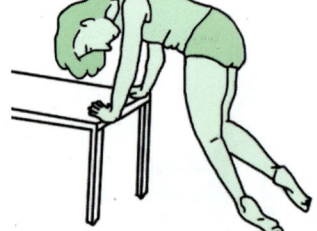

① 긴장성 미로 반사의 잔존
② 무릎관절 폄 가동 범위의 저하
③ 다리의 좌우 분리 운동의 어려움
④ 팔의 굽힘 공동 운동의 출현
⑤ 대칭성 긴장성 목 반사의 잔존

• 긴장성 미로 반사는 내이의 미로에 자극이 주어지기 때문에 일어나는 것으로 머리의 위치에 따라서 근긴장도가 변하는 현상이 나타난다.
• 고개를 숙이거나 엎드리게 하면 무릎과 엉덩관절이 굽어지고 어깨를 움츠리게 되고, 고개를 들거나 바로 눕게 하면 다리를 폄시키고 어깨를 젖히게 된다.

정답 485 ① 486 ①

487 Daniels의 도수 근력 검사에서 근력 1(불가)의 판정 방법으로 잘못된 것은 어느 것인가?

① 몸통폄근

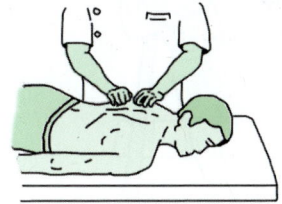

② 배곧은근

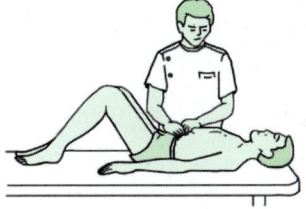

③ 엉덩관절모음근

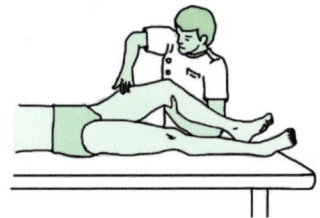

④ 넙다리네갈래근

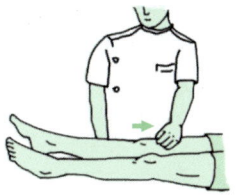

⑤ 앞정강근

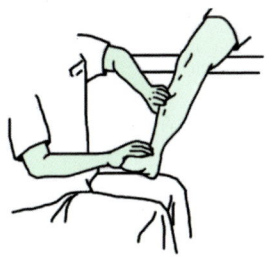

③ 넙다리빗근의 판정 방법이다.

정답 487 ③

488 72세 남자가 뇌경색에 의한 왼쪽 편마비가 왔다. 발병 3주 후 평행봉에서 걷는 훈련을 하는 중에 그림과 같은 자세를 보인다. 이 증상을 개선하기 위한 물리 치료 요법으로 적절한 것은? 2개 고르시오.

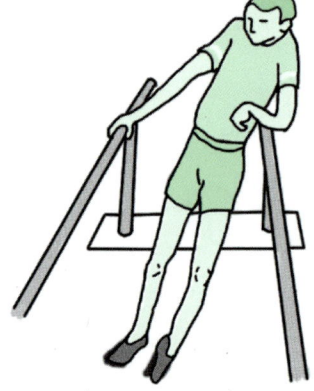

① 걸음 간격을 넓게 하고 지지면을 크게 만든다.
② 오른손으로 평행봉을 당기도록 지시한다.
③ 물리치료사가 골반을 왼쪽에서 건측 방향으로 누른다.
④ 앞에 거울을 두고 자세를 인식시킨다.
⑤ 레이미스트 현상을 이용하여 누운 자세에서 환부의 엉덩관절모음근 강화 운동을 한다.

489 68세 남자가 뇌경색에 의한 왼쪽 편마비를 앓고 있다. 발병 3개월 후 의자에 앉아 그림과 같이 오른쪽 팔과 다리로 접촉면을 강하게 누르면 왼쪽에 감각이 전달되는 현상이 인지되었다. 자세 교정을 위한 물리 치료로 적절하지 않은 것은 무엇인가?

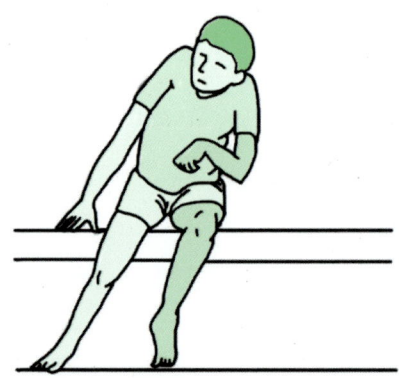

① 거울로 자세가 기울었음을 인지시킨다.
② 앉은 자세에서 다리를 띄운다.
③ 치료사가 왼쪽부터 반복적으로 밀쳐낸다.
④ 오른쪽 팔을 앞쪽 테이블에 얹는다.
⑤ 링겔대를 수직으로 세워 몸을 맞춘다.

[밀기증후군 (pusher syndrome)]
- 건측 팔다리를 이용하여 마비측 측면으로 밀기를 하는 것이 전형적인 특징이다.
- 치료는 근본적으로 중심 축에 대한 인식을 심어 주는 것이 좋다.

① 걸음 간격을 넓게 하고 지지면을 크게 만들어 안정성을 높여 준다.
② 당기는 지시보다는 손에 닿지 않는 곳까지 뻗는 지시가 좋다.
③ 오른쪽에 서서 기대게 한다.
④ 거울을 통해 시각적으로 중심 축에 대한 인식을 심어 주는 것이 좋다.
⑤ 레이미스트 현상은 연합 반응 중 특이 형태로 환자가 누운 상태에서 하지 벌림 저항 시 반대쪽 다리도 벌림, 모음 시에는 모음이 되는 현상이다.

[밀기증후군 (pusher syndrome)]
- 건측 팔다리를 이용하여 마비측 측면으로 밀기를 하는 것이 전형적인 특징이다.
- 치료는 근본적으로 중심 축에 대한 인식을 심어 주는 것이 좋다.

③ 치료사의 강제적인 교정에 대한 반응으로 강하게 저항하여 미는 힘이 오히려 강해질 수 있다. 따라서 치료사는 건측 쪽 옆에 앉아 환자에게 기대어 보라고 지시하여 신체 축을 수직으로 맞추려고 하는 것이 도움이 된다. 하지만 환자가 이동 시에는 마비측으로 옮기는 것이 좋다.

정답 488 ①, ④ 489 ③

490 위팔신경의 손상으로 그림과 같은 변형에 해당하는 적절한 보조기는?

① 너클밴드
② 콕업스플린트
③ 맞섬보조기
④ 어깨뼈고정보조기
⑤ 비행기부목

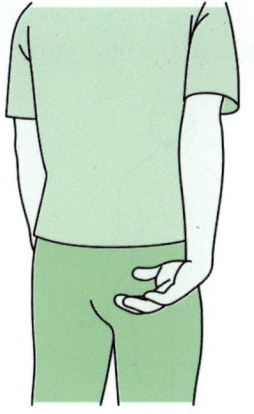

[에르브 마비]
주로 분만 시에 위팔과 목 사이에 있는 C5, C6 신경뿌리가 과하게 당겨져 웨이터 팁 변형을 보인다(어깨 폄, 모음, 안쪽돌림, 팔꿈 폄, 아래팔 엎침, 손목 굽힘). 비행기부목을 착용한다.

491 15세 남성이 6세 때 넘어져 왼쪽 위팔뼈 외과 골절을 진단받아 뼈이음술을 받았는데, 최근 왼쪽 손이 저림을 느껴 진찰을 받았다. 양 팔꿈치의 폄을 수행한 결과 양측 모두 완전 폄이 가능했으나 왼쪽 팔꿈치에 그림과 같은 변형이 나타났다. 이 환자의 장애로 가장 적절한 것은 어느 것인가?

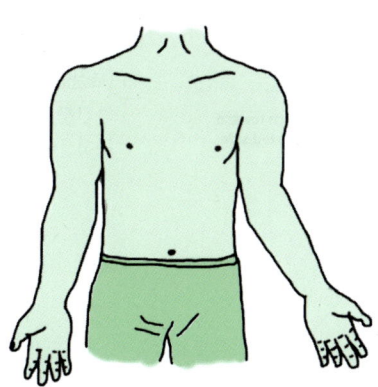

① 겨드랑신경장애
② 근육피부신경장애
③ 정중신경장애
④ 자신경장애
⑤ 노신경장애

Cubitus valgus로 팔 안쪽의 자신경에 손상이 가해진다.

정답 490 ⑤ 491 ④

492 44세 환자가 양 팔과 몸통에 다음 그림과 같이 2도 화상이 있다. 치료 후 3일째에 고려해야 할 자세로 바른 것은 어느 것인가?

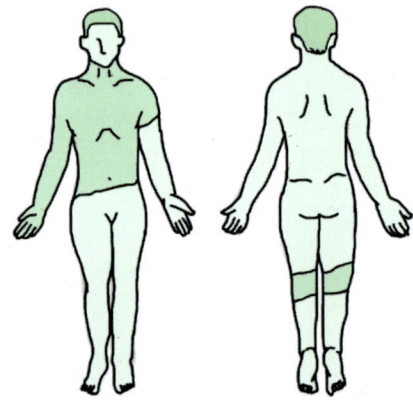

① 목 : 굽힘
② 어깨관절 : 벌림
③ 오른쪽 팔꿉관절 : 엎침
④ 오른쪽 손목관절 및 손 : 굽힘
⑤ 무릎관절 : 굽힘

[화상 부위별 올바른 자세]
- 목 : 폄
- 어깨관절 : 굽힘, 벌림, 가쪽돌림
- 팔꿉관절 : 폄, 뒤침
- 손목관절 및 손 : 손의 기능적 자세, 손가락 벌림
- 엉덩관절 : 폄, 벌림
- 무릎관절 : 폄
- 발목관절 및 발 : 발등 굽힘, 중립 자세로 다리 올림

493 그림과 같은 보행 패턴을 보이는 환자에게 주로 강화시켜야 할 근육은?

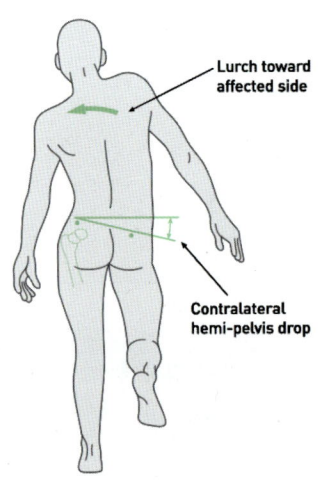

① 큰볼기근
② 중간볼기근
③ 넙다리네갈래근
④ 넙다리뒤근
⑤ 앞정강근

[트렌델렌버그 보행]
중간볼기근의 약화로 하지와 몸을 중심선에 유지하기가 어려워진다.

정답 492 ② 493 ②

[494~495] 다음 지문을 읽고 각 문제에 해당하는 답을 고르시오.

> 20세 남자가 대학에서 럭비 연습 중에 목척수 부위 손상(제6목척수 분절까지 기능 잔존)을 입었다.

494 다친 후 1달 동안 호흡 물리 치료로 적합하지 않은 것은 어느 것인가?

① 배담의 촉진
② 가슴우리(흉곽) 가동성의 확보
③ 가로막의 근력 강화
④ 갈비사이근의 근력 강화
⑤ 침상 안정

① 대부분의 호흡기계 합병증은 기도 내 분비물 제거 장애로 발생한다. 배담의 촉진을 통하여 기도 내 분비물 제거를 해주어야 한다.
② 가슴우리의 가동성을 확보하여 환기를 촉진해 주어야 한다.
③ 들숨근인 가로막의 근력이 약하면 폐 환기가 감소하고, 호흡을 주기적으로 하지 못하기 때문에 날숨근 보다 들숨근의 근력 강화는 중요하다.
④ 바깥갈비사이근은 들숨에 작용을 하고, 속갈비사이근은 날숨에 작용을 한다. 들숨근의 근력 강화가 날숨근보다 중요하다.
⑤ 장기간의 침상 안정은 척수 손상 환자의 잔존 능력을 저하시킨다.

495 다친 후 3개월 뒤 물리 치료 지도로 잘못된 것은 어느 것인가?

① 바지입기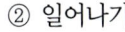

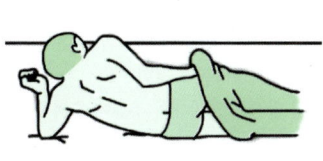

② 일어나기

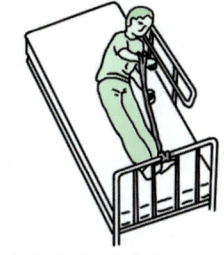

③ 침대 올라가기

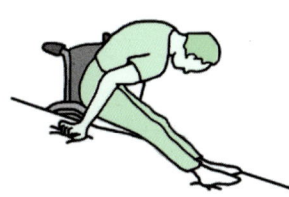

④ 엉덩이 움직이기

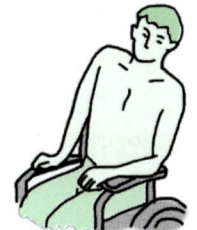

⑤ 휠체어 이동

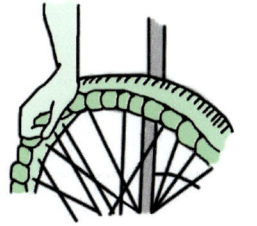

[C6 척수 레벨]
• Key muscle : 손목폄근 (wrist extensor)
① 사용 가능한 근육 : 노쪽손목폄근, 가시아래근, 작은원근, 넓은등근, 큰가슴근, 원엎침근, 앞톱니근
② 가능한 동작 : 어깨관절의 모든 움직임, 엎침근, 손목 폄 (tenodesis grasp)
③ 기능 : 커프를 이용한 식사, 옷 입기(지퍼, 밸크로), 수동 휠체어(옆으로 바퀴손잡이), 이동 (미끄럼판 이용)
③ 미끄럼판 없이 스스로 이동은 불가능하다.

정답 494 ⑤ 495 ③

[496~497] 다음 지문을 읽고 각 문제에 해당하는 답을 고르시오.

> 피검자를 왼쪽으로 눕힌 자세에서 그림과 같이 검사자의 위치에서 오른편을 떼어내도 오른쪽 다리는 벌림 위에 그대로 머물러 있다.

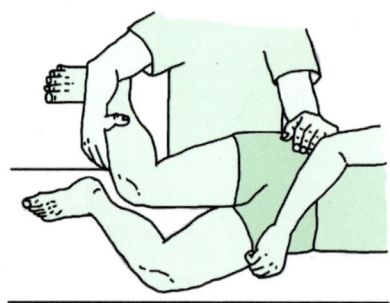

496 이 검사법은 무엇인가?

① Apley 테스트
② Ely 테스트
③ Ober 테스트
④ Patrick 테스트
⑤ Thomas 테스트

497 그림과 같은 검사법으로 검사하는 것은 어느 것인가?

① 엉덩허리근(장요근) 구축
② 엉덩정강근막띠(장경인대) 구축
③ 엉치엉덩관절(천장관절) 병변
④ 넙다리네갈래근 구축
⑤ 허리뼈 신경근 압박

[Ober test]
① Apley 검사 : 엎드린 자세, 무릎 90° 굽힘
- 압박하면서 정강뼈를 안·바깥 돌림 → 양성 : 통증, 회전량 감소, 반달 판막 손상
- 당김하면서 정강뼈를 안·바깥 돌림 → 양성 : 통증, 회전량 증가, 인대 손상

② Ely 검사 : 엎드린 자세, 무릎관절을 수동으로 굽힘
- 양성 : 같은 엉덩관절 굽힘
④ Patrick 검사 : 엉덩허리근 경련, 엉치엉덩관절 병변
- 바로 누운 자세, 검사쪽 다리의 발꿈치를 반대쪽 무릎에 올려 놓고 벌림 → 검사대 쪽으로 누름
- 양성 : 검사대에 닿지 않음
⑤ Thomas 검사 : 엉덩관절굽힘근검사
- 바로 누운 자세, 힘줄 쪽의 다리를 가슴까지 굽힘
- 양성 : 반대쪽 엉덩관절, 굽힘

Ober test는 무릎 측면에 위치한 넓다리근막긴장근(대퇴근막장근), 엉덩정강근막띠(장경인대)의 단축 여부를 검사하는 방법을 말한다.

정답 496 ③   497 ②

498 그림과 같은 운동의 목적은 어디에 있는가?

① 장딴지근 강화
② 앞정강근 강화
③ 뒤정강근 뻗침
④ 긴종아리근 뻗침
⑤ 짧은종아리근 뻗침

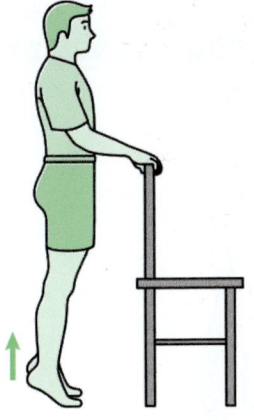

[발꿈치 올리기 힐레이즈]
- 발바닥 굽힘을 통해 종아리 근육을 강화한다.
- 장딴지근, 뒤정강근, 긴종아리근, 짧은종아리근은 발바닥 굽힘의 주동근이다.

499 35세 남자가 물체가 겹쳐 보인다고 병원에 왔다. 다음은 환자가 정면을 바라볼 때의 사진이다. 마비된 신경은?

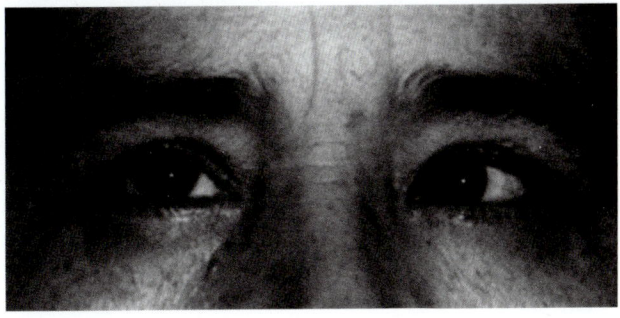

① 시각신경(optic n.)
② 눈신경(ophthalmic n.)
③ 도르래신경(trochlear n.)
④ 갓돌림신경(abducent n.)
⑤ 눈돌림신경(oculomotor n.)

- 왼쪽 눈의 갓돌림신경이 마비되어 있는 소견이다. 눈동자의 가쪽 운동에 관여하는 갓돌림신경이 마비될 경우 가쪽곧은근(lat. rectus m.)이 마비되어 그림과 같은 모습을 보이게 된다.
- 이 외에 oculomotor n.가 지배하는 근육은 눈꺼풀올림근, sup/inf/med rectus m., inf. oblique m.이 있으며, trochlear n.가 지배하는 근육은 sup. oblique m.이 있다.

정답 498 ① 499 ④

500 55세 남성이 뇌출혈로 인해 오른쪽 편마비가 와서 기능적 전기자극 요법을 적용하기로 했다. 발목관절의 바깥쪽으로 발등 굽힘할 때 유발하는 근육으로 적절한 것은?

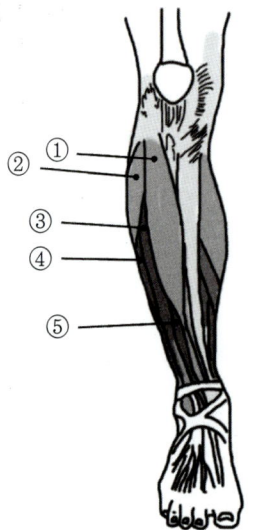

① 앞정강근(Tibialis anterior)
 - 발등 굽힘(dorsiflexion) & 안쪽 들림(inversion)
② 긴종아리근(Fibularis(peroneus) longus)
 - 발바닥 굽힘(plantar-flexion) & 바깥 들림(eversion)
③ 긴발가락폄근(Extensor digitorum longus)
 - 발등 굽힘(dorsiflexion) & 바깥 들림(eversion)
④ 짧은종아리근(Fibularis(peroneus) brevis)
 - 발바닥 굽힘(plantar-flexion) & 바깥 들림(eversion)
⑤ 긴엄지폄근(Extensor hallucis longus)
 - 발등 굽힘(dorsiflexion) & 안쪽 들림(inversion)

정답 500 ③

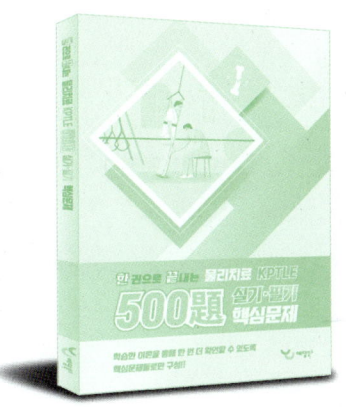

이 책은 **yedangbook.co.kr**로도 구매할 수 있습니다.

엮은이	예당모의고사출제위원회
발행일	2025년 3월 20일
펴낸이	최경락
펴낸곳	예당북스
신고번호	제 25100-2000-8호
주 소	서울시 강동구 동남로 67길 43, 2층(명일동)
	Tel : 02)489-2413 Fax : 02)2275-0585
ISBN	978-89-6814-324-3

- 잘못된 책은 본사와 서점에서 바꾸어 드립니다.
- 본사의 허락없이 임의로 내용의 일부를 인용하거나 전재, 복사는 행위를 금합니다.
- 책값은 뒤 표지에 있습니다.